U0274585

国家出版基金项目
NATIONAL PUBLICATION FOUNDATION

国家出版基金项目

盲人按摩师职业技能提高丛书

妇科按摩名家技法要旨

刘 鹏 主编

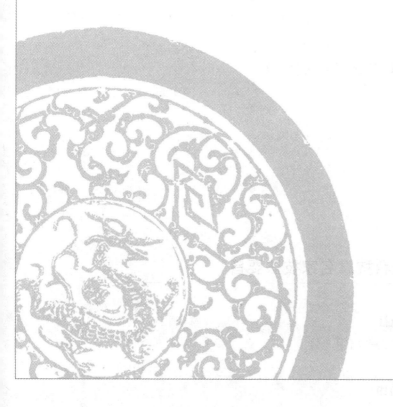

中国盲文出版社

图书在版编目（CIP）数据

妇科按摩名家技法要旨/刘鹏主编．—北京：中国盲文出版社，
2012.8

（盲人按摩师职业技能提高丛书）

ISBN 978－7－5002－3880－5

Ⅰ．①妇…　Ⅱ．①刘…　Ⅲ．①妇科病－按摩疗法（中医）
Ⅳ．①R244.1

中国版本图书馆 CIP 数据核字（2012）第 207472 号

妇科按摩名家技法要旨

主　　编：刘　鹏

出版发行：中国盲文出版社

社　　址：北京市西城区太平街甲 6 号

邮政编码：100050

电　　话：（010）83190019

印　　刷：北京中科印刷有限公司

经　　销：新华书店

开　　本：787×1092　1/16

字　　数：198 千字

印　　张：19

版　　次：2012 年 8 月第 1 版　2012 年 8 月第 1 次印刷

书　　号：ISBN 978－7－5002－3880－5/R·603

定　　价：20.00 元

版权所有　侵权必究　　　　　　　印装错误可随时退换

《盲人按摩师职业技能提高丛书》编委会

学术指导 卓大宏　王之虹　范吉平

主　　编 李志军

副 主 编 张明理　赖　伟　刘明军

编　　委（按姓氏笔画排序）

王　军　王　结　成为品　刘　飞
刘丽波　刘洪波　刘　鹏　刘　颖
齐　伟　关雪峰　李红科　李雁雁
何　川　张　欣　陈幼楠　卓　越
周世民　赵润琛　郭长青　谢玉秋
谢金梁　薛卫国

《妇科按摩名家技法要旨》编委会

主　编　刘　鹏

副主编　齐　伟　卓　越

编　委　马颖桃　张　燕　王权午　王　环
　　　　刘　磊　李　海　张　维　郝德飞
　　　　邢　杰　张智慧

出版说明

为了满足广大盲人按摩师提高职业技能、强化能力建设的需要，在国家出版基金的大力支持下，我们组织编写了这套《盲人按摩师职业技能提高丛书》。

近几十年来，随着经济社会发展和人们康复保健意识的不断提高，社会对保健、医疗按摩人员的需求不断增长，数以百万计的健全人进入按摩行业，使得该领域的竞争日趋激烈，盲人按摩师面临越来越严峻的挑战。为了帮助盲人按摩师更好地适应日益升级的市场竞争，本丛书着眼于强化盲人按摩师的综合能力建设，旨在充实盲人按摩医疗知识储备、丰富盲人按摩手法和技法，以便帮助广大盲人按摩师更好地提高理论水平和实践技能，推进盲人按摩事业科学健康发展。

本套丛书共计 23 种，内容包括以下 5 个方面：第一，总结盲人按摩专家特色技法经验，挖掘与整理我国近 50 年来较具代表性的百位盲人按摩专家的特色技法，为盲人按摩师提供宝贵借鉴，如《百位盲人按摩师特色技法全书》；第二，着眼于提高临床按摩技能，深化盲人按摩师临床技能培训，如《颈肩腰腿病名家按摩技法要旨》、《内科按摩名家技法要旨》、《妇科按摩名家技法要旨》、《儿科按摩名家技法要旨》及《医疗按摩误诊误治病案总结与分析》；第三，挖掘与整理古今按摩学理论与实践经验，夯实盲人按摩师专业功底，如《古代经典按摩文献荟萃》、《中国按摩流派技法精粹》、《名家推拿医案集锦》及《现代名家按摩技法总结与研究》；第四，强化盲人按摩师综合能力建设，消除盲人按摩师与患者的沟通障碍，如《盲人怎样使用计算机》、《盲人按摩师综合素质培养》及《盲人按摩师与患者沟通技巧》；第五，拓宽盲人按摩师视野，为盲人按摩师掌握相关知识和技能提供帮助，如《实用康复疗法手册》、《美容与减肥按摩技法要旨》、《美式整脊疗法》、《亚洲各国按摩技法精髓》与《欧式按摩技法精髓》。

　　本丛书编撰过程中，得到中国盲人按摩指导中心、中国盲人按摩协会、中国中医科学院、中国康复研究中心、北京中医药大学、长春中医药大学、辽宁中医药大学、黑龙江中医药大学、天津中医药大学、中山大学、北京按摩医院等专业机构相关专家的指导和帮助，编委会成员、各分册主编和编者为本丛书的编撰付出了辛勤的劳动，在此谨致谢意。

　　鉴于本丛书集古今中外按摩学知识之大成，信息量大，专业性强，又是首次对全国数百位盲人按摩专家的经验进行系统挖掘和整理，在编写过程中难免存在不足甚或错漏之处，衷心希望各位读者在使用中给予指正，并提出宝贵意见，以便今后进一步修订、完善，更好地为盲人按摩师职业技能提高提供切实帮助。

《盲人按摩师职业技能提高丛书》编委会

2012 年 8 月

前　言

　　本书主要介绍近代推拿名家治疗妇科疾病的手法特色，编者甄选近二十年来在推拿治疗妇科疾病方面有代表意义的文献以及有一定学术影响力的著作，旨在全方位展示推拿治疗妇科疾病的临床技法，为开拓妇科推拿的临床思路、深入理解推拿治疗特点、快速提高妇科推拿临床技能、推动妇科推拿学术发展奠定基础。

　　本书从月经病、带下病、产后病及妇科杂病等四个方面进行介绍，每一病证均从概述、诊断要点、推拿技法及验案举隅等方面进行分述，以便读者充分掌握及熟练运用临床技能。编者主要从中医学角度进行论述，阐明治疗机理，体现中医推拿治疗特色。

　　我们认为学习和掌握妇科推拿名家技法重在如何继承并深入理解及运用推拿的方法治疗妇科相关疾病。本书所介绍的推拿医家在临床检查方法上，除使用中医传统的望、闻、问、切四诊外，尚结合了现代医学的临床检查方法，更切合临床实际。此外，在技法论述方面，遵循辨病与辨证相结合的治疗理念，尤其体现了推拿的临床实用性。

　　本书注重实际操作与练习，特别应重点掌握每一推拿医家对疾病的推拿操作方法、要领及程序，以提高技能水平，为临床应用打下坚实的基础。本书适于推拿临床工作者，学习中医的在校大学生及广大的中医药学爱好者。

　　特别要加以说明的是，中医推拿历史悠久，加之流派众多，在传承过程中难免有一些误解与纰漏，本书在编写过程中尽量将操作方法及穴位的定位按目前学术趋势加以统一，但有部分内容学术界尚无定论，或者所引文献作者有自己的理解，故编者在尊重原著的基础上进行了整理。但由于参编人员水平有限，难免有不足之处，敬请同道和广大读者不吝赐教，以使不断改正和提高。

《妇科按摩名家技法要旨》编委会
2012 年 8 月

目 录

第一章　月经病

　　月经病是以月经的异常及伴随月经周期所出现的各种症状为特征的一类疾病。月经的异常包括月经周期、经期、经量、经色、经质的异常改变，通常将月经周期、经期、经间、经量的异常改变称为月经不调，而将闭经、崩漏视为月经严重失调。月经不调主要指月经先期、月经后期、月经先后不定期、月经过多、月经过少、经期延长、经间期出血等。月经病的诊断，主要依其主症来确定，包括经行的提前错后、经量的多少、持续时间的延长缩短及伴随症状等。其病因有外感邪气、内伤七情、房劳多产、饮食不节、身体素质等；病位在冲任，与脏腑关系密切；病机为脏腑功能失调，气血不和，导致冲任二脉损伤。中医治则重在调经以治本，辨证月经的期、量、色、质及伴随月经周期出现的症状，同时结合全身症候，施以补肾、扶脾、疏肝、调理气血等治法。

　　不同证型的治疗，要根据脏腑、气血辨证结果，分别采用调脏腑、理气血之法。肾主生殖，经水出于肾，因此月经病变多见肾虚，精血不足。故多用补肾调经法以填补精血为主，辅以温阳，使肾中阴阳平衡，精血俱旺，则月经自调。肝主疏泄，肝性条达升发，有藏血之功，易为情志所伤而郁结。生育期妇女常因七情而伤肝，至月经失调，故常用疏肝理气调经之法。脾为后天之本，气血生化之源，无论是气血不足还是脾胃虚弱，皆需健脾升阳以调经。调理气血要根据气血辨证结果，病在气者，以治气为主；病在血者，则以治血为主，辅以补气行气。针对气血的病机，气郁者疏之，气滞者行之，气虚者补之，气陷者升之，血虚者补之，血瘀者活之，血热者寒之，血寒者温之。

妇女生理以气血为用，以脏腑为本。脏腑化生气血，气血滋养脏腑。机体失调，伤脏则血亏，血亏则脏伤，故治疗中，脏腑气血是不可分的。如《景岳全书·妇人规·经脉类》所言："调经之要，贵在补脾胃以资血之源，养肾气以安血之室，知斯二者，则尽善矣。"不同年龄的妇女有不同的生理特点，治疗的侧重点也不同，应予考虑。此外，古代医家强调少年重肾、生育期重肝、绝经期重脾的学术思想对诊治月经病也有重要的指导意义。

总之，月经病是生育年龄妇女的常见病，病变多种多样，病证虚实寒热错杂，必须在充分理解"肾主司月经"的基础上，注意脾、肝以及气血等对月经的影响，全面掌握其治法，灵活运用。西医的功能失调性子宫出血、闭经、多囊卵巢综合征、痛经、经前期综合征、绝经期综合征以及伴随月经周期出现明显不适为主要症状者，均可参考本病辨证施治。

第一节 月经先期

一、概述

月经周期提前 1～2 周，经期正常，连续 2 个月经周期以上者，称为"月经先期"，亦称"经水先期"、"经早"、"月经提前"。

月经先期的病因较为复杂，主要责之于内伤外感、耗气伤血、气失统摄或邪热内扰，伤及冲任、子宫，血海不宁，致经血先期妄行。治疗以调经止血为主，针对病机，或补或疏，或清或摄，达到恢复月经周期，减少失血之目的。辨证论治当根据经色、经量、经质及患者形体、舌脉辨其属虚属实及热邪的有无。

西医的月经失调中的月经频发相当于本病。

二、诊断要点

（1）症状：月经周期提前 7 天以上，甚至半月余一行，连续发生 2 个月经周期以上，经期及月经量基本正常。

（2）妇科检查：一般无明显异常。

（3）辅助检查：基础体温测定、性激素测定、B 超均有助于诊断。

三、推拿技法

（一）《中华腹部推拿术》治疗月经先期技法

【取穴】天突、气户、膻中、建里、中脘、足三里、三阴交、脾俞、胃俞、三焦俞等。

【手法】推法、按法、揉法、摩法、拿捏法、点法等。

【操作步骤】

（1）患者仰卧位，医者先点按天突、气户穴约 1 分钟，然后医者手上蘸少许按摩乳，从患者神阙穴起，沿任脉方向推至天突穴为止，反复 7 次。

（2）医者在腹部沿顺时针方向施揉法、按法 2～3 分钟，点按建里、中脘穴 1 分钟，然后逆任脉方向推膻中穴 36 次。

（3）患者俯卧位，医者在背部施揉法、按法 1～2 分钟，然后在脾俞、胃俞、三焦俞等部位施以揉、摩、点、按各 1 分钟，最后推擦患者背部 7 次，方向由肩至腰骶部。

（4）患者坐位，医者在足三里、三阴交穴处施用手法 1～2 分钟，最后拿捏两穴，结束操作。

（二）骆竞洪等治疗月经先期技法

1. 血热

【取穴】不容、承满、大横、神阙、水道、关元、气海穴等。

【手法】摩法、点法、按法、推法、摩法、搓法等。

【操作步骤】

（1）患者仰卧位或侧卧位，双下肢微屈曲，医者以一手四指掌侧置季肋下不容、承满穴处，另一手四指掌侧置其相对之背部阳纲、意舍穴处，两手同时向腋中线处合摩，反复操作 5～10 分钟。

（2）患者仰卧位，医者以两手拇指分别置于侧腹上部石关、腹哀穴处，自外上向内下同时挤推腹部肌肉，经大横、神阙至水道、关元穴处止，反复挤推3～5分钟。

（3）患者仰卧位，医者以一手或两手四指并置于下腹部之阴交、中注穴处，自上向下经关元、气海穴至曲骨、横骨穴止，反复摩按3～5分钟。

（4）患者俯卧位，医者以一手四指掌侧或两手四指掌侧置于肩胛冈上方之肩中俞、肩外俞及曲垣穴处，自上向内下方斜摩至对侧肝俞、魂门穴处，反复操作2～5分钟。

（5）患者侧卧位，左或右下肢伸直，另一下肢屈曲，医者一足站于床上，一手拉紧扶手，固定身躯后，用另一足之足底部置于股内侧上方阴廉、五里穴处，自上向下经血海、阴陵泉至三阴交穴止，反复重搓1～3分钟。

（6）患者仰卧位，双下肢伸直，医者以一手四指置膝内侧阴陵泉穴处沿胫骨内缘按压并逐步下移至足踝，另一手拇指置踝外侧丘墟穴处，余四指并置太溪、水泉穴处固定，反复操作3～5分钟。

2. 气虚

【取穴】中脘、下脘、水分、气海、关元、曲骨、大横、腹结、天枢、水道、归来等。

【手法】运法、颤法、点法、按法、搓法、摩法、拿法等。

【操作步骤】

（1）患者仰卧位，医者以拇指或手指掌侧并置于上脘穴处，沿腹正中线向下点按，经中脘、下脘、水分、气海、关元到曲骨穴止，反复操作5～10分钟。

（2）患者仰卧位，医者以手四指掌侧并置于腹部左或右侧大横、腹结穴处，经天枢、外陵至对侧大横、腹结穴处止，反复横摩2～5分钟。

（3）患者仰卧位，医者以两手四指分别置于腹部两侧章门穴处，自外向内将腹部肌肉挤起；然后两手交叉扣拢，两手四指掌侧置腹部一侧，拇指掌侧置腹部另一侧，至两侧之关门、太乙、滑肉门穴处，逐渐下移至天枢、水道、归来穴处止，反复拿提3～5次。

（4）患者俯卧位，医者用食指背屈，予脊柱两侧，自大杼穴平高处之肋间隙，自上向下沿肋间点按至膈俞穴2～5分钟。

（5）患者俯卧位，医者以两手掌根部对置于脊柱正中，然后向两侧肾俞穴处分推，其余四指附于腰际，掌根自内向外推动3～5分钟。

（6）患者侧卧位，左或右下肢屈曲，医者以左或右四指置踝关节下方，自照海穴经然谷至足大趾端之隐白穴止，反复摩1～2分钟；再以一手拇指掌侧点按足大趾顶端3～5次；再以左或右手四指置足内踝上方之三阴交穴处长按，拇指置足外踝上方悬钟穴长按2～5分钟。

【按语】骆氏腹诊推拿术的发源地在河北省武邑县，创立者是河北武邑人骆化南（字奉举，1846～1929年）。骆化南将腹诊推拿技术传于其子骆俊昌（字明武，1881～1965年），骆俊昌又主要传腹诊推拿技术于其子骆竞洪，骆竞洪再将腹诊推拿技术传于其子骆仲遥、骆仲达、骆仲逵。现骆氏腹诊推拿已成为中国主要推拿学术流派之一，其中医世家的四代人历经100多年传承进行腹诊推拿的临床、教学、科研等工作，在国内外推拿按摩学术界具有较大的影响。本技法从不同证型论述了月经先期的治疗。血热型：施摩法于不容、承满、阳纲、意舍以激发气血；推石关、腹哀，推经大横、神阙至水道、关元以温煦任脉气血；摩下腹部之阴交、中注、关元、气海至曲骨、横骨及肩背部腧穴以调畅腹背部经气；施搓法于阴廉、五里、血海、阴陵泉至三阴交以滋阴清热；按压太溪、水泉以清热凉血。气虚型：施点按中脘、下脘、水分、气海、关元、曲骨以补益任脉气血；施摩法于大横、腹结、天枢、外陵以温煦腹部气血；拿提关门、太乙、滑肉门、天枢、水道、归来以调畅气机；点按照海、然谷、隐白、悬钟以补气摄血。诸法相配共奏补益脾胃、调理冲任气血之功，使月事正常。

（三）《中国推拿治疗学》治疗月经先期技法

【取穴】以任脉、足厥阴肝经、足太阳膀胱经为主，取关元、气海、中极、三阴交、太冲、太溪等，配脾俞、肝俞、肾俞。

【手法】一指禅推法、摩法、揉法、振法、按揉法等。

【操作步骤】

（1）患者仰卧位，医者坐于右侧，施一指禅推法或揉法于中脘、气海、中极，每穴约1分钟，然后用摩法按顺时针方向摩小腹治疗，约5～6分钟，再用掌振法施于气海、中极之间，时间约1～2分钟，使小腹有温热感。

（2）患者俯卧位，医者站于右侧，施一指禅推法于背部两侧膀胱经，约4～6分钟，按揉脾俞、肝俞、肾俞，以酸胀得气为度。最后按揉太冲、太溪、三阴交，每穴约1分钟。

【按语】本技法的治疗原则是疏肝理脾、益肾滋阴、理气调经。本技法选取中极、关元、气海等任脉腧穴，中极为膀胱经之募穴，关元为足三阴经与任脉交会穴，气海为人身元气之根本，按揉中极、关元、气海以益气培元、调理冲任；一指禅推足太阳膀胱经肝俞、脾俞及肾俞，以健脾利湿、疏肝补肾；按揉太冲，以疏肝解郁；拿揉三阴交，以通利下焦、清热利湿。诸法同用，共奏疏肝理脾益肾之功。

（四）《实用临床按摩手册》治疗月经先期技法

【取穴】

（1）主穴：足三里、三阴交、肾俞、气海、命门、八髎等。

（2）配穴：肺俞、肝俞、膈俞、中脘、次髎、脾俞、大肠俞、关元、膏肓俞、气冲。

【手法】揉法、推法、点法、按法、搓法等。

【操作步骤】

（1）患者俯卧位，医者用双手拇指捏按患者的肾俞穴1分钟，先左后右，使之有沉胀感。医者用双手按压患者命门穴2分钟，使之有沉胀感，并向小腹传导。双手顺势下移，至八髎穴处，用中等力度按揉八髎穴2分钟。

（2）患者仰卧位，医者按揉气海穴，反复数次。

（3）患者坐位，医者用拇指按揉法，分别在双侧足三里、三阴交穴处按揉1分钟，以有酸胀感为宜。

【辨证加减】

（1）气虚：加取肺俞、肝俞、膈俞、次髎、中脘、气海等穴。施以推揉背腰养血法，即患者俯卧位，医者以两掌分推其背腰部，以掌根按揉脊柱两侧，沿肝俞至大肠俞及骶腰部，再以拇指按压肝俞、三焦俞、肾俞、次髎等穴，手掌揉推八髎部位。

（2）血热：加取膈俞、脾俞、大肠俞、膏肓俞、关元、气冲。施以揉按小腹凉血法，即患者仰卧位，医者用单掌揉、按小腹，继以双拇指按揉脐下冲任脉路线，再以拇指按揉关元、膏肓俞，并以双手拇指同时点按气冲，反复 3～5 遍，最后揉按大腿内侧敏感点数次。

【按语】本技法的治疗特点是注重前后配穴。在补肾滋阴行气的基础上进行辨证加减，按肾俞、命门二穴，且使沉胀感向小腹方向传导，达到气致病所、补肾填精、强健腰膝、舒筋活络的作用；八髎穴为治疗妇科病的常用穴位，按揉此穴能激发局部经气；选取足三里、三阴交二穴施以按揉，以调理脾肾、调理先后天，使气血生化之源充盈。辨证取穴，气虚者加肺俞、肝俞，二穴配伍在补气的同时加强行气，使气机升降如常；膈俞长于补血活血；三焦俞、肾俞、次髎三穴则有补肾、通调三焦、调理冲任的作用。血热者取脾俞、大肠俞、关元、膏肓、气冲等穴，施以揉按法以清热凉血。本例技法有补有泻，以达到清热凉血行经、调整月经周期、减少失血的目的。

（五）《实用按摩推拿大全》治疗月经先期技法

1. 血热

【取穴】肝俞、大肠俞、肓俞、关元、气冲。

【手法】运法、颤法、点法、按法等。

【操作步骤】

（1）患者坐位，医者以双手点按肝俞、大肠俞、肓俞，每穴 1 分钟。

（2）患者仰卧位，医者在腹部施用运法、颤法 5 分钟，后点按关元、气冲穴，以局部酸胀为佳。

2. 气虚

【取穴】肺俞、肝俞、脾俞、心俞、膈俞、气海、中脘。

【手法】运法、颤法、点法、按法、搓法等。

【操作步骤】

（1）患者坐位，医者以双手点按肺俞、肝俞、脾俞、心俞、膈俞，每穴 1 分钟。

（2）患者俯卧位，医者在腰骶部及双下肢施用搓法，以感到温热为宜。

（3）患者仰卧位，医者在腹部施运法、颤法 5 分钟，后点按气海、中脘，每穴 1 分钟，以指下气动为宜。

【按语】月经先期辨证分虚实，实则血热妄行，虚则气不摄血。通过辨证选取不同的穴位，施用不同的推拿手法。对于血热型，在腹部施运法、颤法以益气补虚；点按肝俞以疏肝理气；点大肠俞以通调肠腑气机；点肓俞穴，施运法、颤法于关元穴，以滋阴潜阳、清虚热。对于气虚型，点按肺俞以补益肺气；按肝俞、膈俞二穴以疏肝理气，活血行气；点脾俞、心俞二穴补益心脾，使气血生化有源；搓法调和下焦气血；运气海、中脘调理中焦脾胃的同时，配用颤法以激发人体元气，达到补益气血之目的。针对不同病因进行调理，起到调和阴阳、调经固冲的作用，使月经恢复正常。

（六）《齐鲁推拿医术》治疗月经先期技法

1. 气虚

【取穴】肺俞、厥阴俞、心俞、肩井。

【操作步骤】

（1）指揉肺俞、厥阴俞、心俞，施壮腰㨰擦法、摩峯益脑法、分肋推摩法、推腹摩运法、㨰揉叩振法。

（2）拿肩井，以感酸胀为宜。

壮腰㨰擦法：患者俯卧位，医者单手或双手于腰部先用膊运法，再施擦法。亦可施掌㨰法，但均须达发热为佳。

摩峯益脑法：患者坐位，医者站于患者前方，运气于手掌，一手固定患者头部，另一手五指叉开，自患者前发际沿头部擦向后发际，由慢渐快反复摩擦头皮，头发长的女性可用布巾裹包，在巾上施术。先擦头左侧，再擦头右侧，最后擦头中部，以患者感觉头皮灼热为度；继而再十指交叉，双掌小鱼际合擦风池穴部；最后双手大把抓拿头发数下。亦可配用虚捶法，捶击百会穴及其周围部。

分肋推抹法：医者两掌相对，五指张开，着指于患者胸肋隙间，由第 1 胸肋至第 8 胸肋，由中间向两侧推抹，亦可分擦双胁。

推腹摩运法：患者仰卧位放松，医者坐其侧，单手或双手沿腹部经穴线，根据补泻迎随，因症处方，择定一个方向，先掌推，后摩运；亦可先摩运后推之。

㨰腹叩振法：患者仰卧位，医者单手或双手于腹部循经施以掌㨰法后，另手再做虚掌叩法；或在一定部位做振法，发气颤动。

2. 血热

【取穴】劳宫、涌泉、厥阴俞、心俞、肝俞、胆俞、内关、曲池、三阴交。

【操作步骤】

（1）按推锁窝，掐揉劳宫，推擦涌泉，指揉厥阴俞、心俞、肝俞、胆俞。施壮腰搓擦法、推背捏拿法、揉腹叩振法、宽胸按揉法、分肋推摩法、摩攀益脑法。膊运丹田。

（2）拿内关、曲池、三阴交，以局部感到酸胀为度。

壮腰搓擦法、揉腹叩振法、分肋推抹法、摩攀益脑法见月经先期气虚型。

推背捏拿法：患者俯卧位，医者双手或单手沿患者背部督脉、足太阳膀胱经自大椎向下推至八髎部，再反复捏拿施术。若于脊部施捏法，亦称捏脊法。

宽胸按揉法：患者仰卧位，医者以掌按、指揉法，于任脉、肺经、胃经、肾经四经线，由上向下，反复操作。

【按语】孙承南（1925～1991年）教授，从医伊始受清代王清任的学术思想影响较大，尊奉王氏的瘀血学说，曾治愈很多疑难杂症，皆以活血化瘀而收功。自拟祛增生片治疗骨质增生，临床疗效确切。在推拿方面，除继承家传手法外，还根据各种不同疾病的需要有所创新，如抖拉法、屈压法、膊运法、肘运法、指旋法以及推锁窝法、扳委中法、捏腓法、拿提法、挠力法、千斤闸法等，并悉心探研双同、双异、多异等高难手法，均属活血化瘀的范畴，既可缩短治疗时间，又可提高疗效。本例从气虚、血热方面治疗月经先期，对于气虚型，指揉肺俞、厥阴俞、心俞以养血益气，指揉肝俞、胆俞以疏肝解郁，施分肋推抹法以宽胸理气，气行则血行，气充则增强统摄血液的作用，防止血液外泄。对于血热型，掐揉劳宫及擦涌泉起到清热凉血的作用，拿内关、曲池、三阴交以宽胸理气、滋阴清热，防止血热破血妄行。以上手法及腧穴共同作用，达到补益气血、清热凉血、调和阴阳的作用，从而使冲任调和，月信正常。

第二节　月经后期

一、概述

月经周期延长，经行错后 7 天以上，甚至3～5 个月一行，连续发生 2 个周期以上，称为"月经后期"。又称"月经错后"、"经水后期"、"经水过期而来"等。月经后期的病因较为复杂，主要责之于血寒、虚寒、血虚、气滞、痰湿等。治疗以和血行滞、温经止血为主。辨证宜分虚实，辨寒热。虚者补之、实者泻之、热者寒之、寒者热之为此病治疗大法。

西医的月经稀发相当于本病。

二、诊断要点

（1）症状：月经周期超过 35 天以上，甚至 3～5 个月一行，连续发生 2 个周期以上，月经持续时间及月经血量基本正常。

（2）妇科检查：一般无明显异常。

（3）辅助检查：基础体温测定、性激素测定、B超均有助于诊断。

三、推拿技法

（一）《中华腹部推拿术》治疗月经后期技法

1. 血寒

【取穴】气海、关元、中脘、建里、神阙、气海、关元、大肠俞、肾俞等。

【手法】擦法、摩法、揉法、推法、按法、运法等。

【操作步骤】

（1）患者仰卧位，医者手蘸少许润滑剂，以神阙穴为中心，在全腹做揉、按、摩、擦等手法5～8分钟；然后以神阙穴为圆心，顺时针方向揉36次，逆时针方向揉36次；在关元、气海、建里、中脘穴处摩、推，然后每穴点按各1分钟。

（2）患者俯卧位，医者在患者腰骶部施以按揉、推、擦手法3～5分钟，然后点按气海、关元、肾俞、大肠俞各1分钟；最后在腰骶部施分运、横推、擦、揉法3～5分钟。

（3）患者仰卧位，医者提拿任脉1～2次，结束操作。

2. 血虚

【取穴】三阴交、气海、关元、膏肓、膈俞、脾俞、膻中、足三里、腰阳关、命门。

【手法】推法、按法、揉法、掖法、拿法、点法、拨法、摩法等。

【操作步骤】

（1）患者仰卧位，医者先在腹部施以推、揉、摩、按法3～5分钟，然后点按气海、关元穴各1分钟，继而向天突穴方向推按膻中穴36次。

（2）患者俯卧位，医者在背部施以㨰、揉、推、按法1～2分钟，点按膏肓、膈俞、脾俞各2～3分钟，偏阳虚者点按腰阳关、命门、肾俞各2～3分钟。

（3）医者循膀胱经走向推、摩、揉背部各7次，然后在足三里、三阴交处施拨法，结束操作。

3. 气滞

【取穴】期门、章门、膻中、建里、气户、带脉、气海、膈俞、三焦俞、肺俞、天突等。

【手法】擦法、摩法、揉法、推法、按法、点法、拿法等。

【操作步骤】

（1）患者仰卧位，医者点按天突、气户穴各1～2分钟，然后将手掌平放胸部，随呼吸按压胸廓7次。

（2）医者逆推膻中，按揉期门、章门穴各1分钟，然后沿肋间隙做横擦、横推法。

（3）医者点按、揉推建里、气海各1分钟，然后在小腹部做横推、横揉、横摩法5～8分钟，拿带脉穴7次。

（4）患者俯卧位，医者在背部施以㨰、推、揉、按法3～5分钟，点按、推、揉肺俞、三焦俞、膈俞，最后在腰骶部施以擦法，结束操作。

【按语】本技法将月经后期分为血寒、血虚、气滞三型论治，应用多种按摩手法，以调理冲任气血。对于血寒型，摩、推气海、关元二穴，可温阳补气、暖宫调经；摩、推中脘、建里，以调理脾胃、温中健脾升阳；神阙属任脉，位于命门穴平行对应的肚脐中，与人体生命活动密切相关，以神阙为中心进行揉、按、擦、摩等手法，共同起到回阳救逆、大补元气的作用；按揉、推、擦气海、关元、大肠俞、肾俞四穴，可温阳散寒、培补肾元、温养胞脉。而对于血虚型，点按膏肓、膈俞，能补血活血、调和阴阳；点按脾俞可健运脾胃，调理后天之本，旺盛气血生化之源；推按膻中以调气；拨足三里、三阴交二穴可增强脾胃的运化功能，促进精微物质的生成、输布及转化，以化生气血。对于气滞型，按揉期门，可疏肝理气、调和表里、活血化瘀；按揉章门，以肝胆同调，疏肝利胆，恢复肝胆条达之性，可以理气行经；点按膻中、气户二穴以调理气机；拿带脉，能约束一身经脉；点按、推、揉膈俞、三焦俞、肺俞、天突四穴，以行气活血、疏经通络。总之，诸法相配，可调理冲任，激发全身气血温煦胞宫，气血调则经血如期而至。

【注意事项】

（1）在使用润滑剂时，应明确患者是否对该润滑剂过敏，以防意外损伤。

（2）经期避免接触冷水或生冷饮食，保持情绪稳定，避免房劳过度，需劳逸结合。

（3）按压胸廓时，一定要在患者呼气时就势用力，以起到被动压迫心肺的目的；拨足三里、三阴交穴时，务必使患者感到有触电或麻痛感向下传导，此时手法方能起效。

（二）骆竞洪等治疗月经后期技法

1. 血寒

【取穴】大横、腹结、神阙、府舍、归来、气冲、天枢、外陵、肾俞、志室、小肠俞、承扶、殷门、委中、承山等。

【手法】运法、颤法、拿法、按法、点法、摩法、揉法等。

【操作步骤】

（1）患者仰卧位，医者以掌心置神阙穴上，以脐为中心，先顺时针方向团摩5～10分钟，再逆时针方向团摩5～10分钟。

（2）患者侧卧位，双下肢屈曲，医者坐或站其侧，先以手掌侧置于京门穴处，自后斜向腹内下方摩动1～3分钟，再以两手四指并置于大横、腹结穴处按压，反复操作3～5分钟。

（3）患者侧卧位，双下肢微屈曲，医者先以左或右手四指掌侧自髂骨上五枢穴起，沿髂骨缘自外向内下方摩动至气冲穴1～2分钟，再以两手四指掌侧并置髂骨内侧府舍、归来、气冲穴处着力向下按压，反复操作3～5分钟。

（4）患者仰卧位，医者以一手四指或两手四指掌侧并置于腹部左或右侧大横、腹结穴处，经天枢、外陵至对侧大横、腹结穴处止，反复横摩2～5分钟。

（5）患者俯卧位，医者以一手或两手四指并置于胃俞、胃仓平高处，向下直摩经肾俞、志室至小肠俞止，反复操作3～5分钟。

（6）患者俯卧位，医者紧拉扶手，以左或右足置于患者承扶穴处，另一足站于床上，自上向下足揉，经殷门、委中、承山至足跟止，反复揉动2～4分钟。

2. 血虚

【取穴】腹哀、章门、关门、太乙、商曲、中脘、下脘、水分、气海、关元、曲骨、五枢、府舍、水道、气穴、肾俞、足三里、阳陵泉、悬钟等。

【手法】推法、拿法、按法、点法、摩法、推法、揉法等。

【操作步骤】

（1）患者仰卧位，医者以一手两手四指掌侧并置于腹部左或右侧之腹哀、章门穴处，经关门、太乙、商曲至对侧腹哀、章门穴处止，反复横摩5～10分钟。

（2）患者仰卧位，医者以拇指或四指掌侧并置于上腹部上脘穴处，沿腹正中线向下点按，经中脘、下脘、水分、气海、关元至曲骨穴止，反复操作5～10分钟。

（3）患者仰卧位，医者以一手或两手四指掌侧并置于下腹部左或右侧之髋骨内缘的五枢、府舍穴处，经水道、气穴、关元至对侧之髋骨内缘止，反复横摩5～10分钟。

（4）患者俯卧位，医者以两手拇指分置脊柱两侧大杼穴平高处，其余两手四指分别固定于两腋下，由上向下呈直线挤推脊柱两侧之骶棘肌，至膈俞穴平高处止，反复操作3～5分钟。

（5）患者俯卧位，医者以两手掌根部对置于脊柱正中，然后向两侧肾俞穴处分推，其余四指附于腰际，掌根自内向外推动3～5分钟。

（6）患者仰卧位或坐位，医者先用食指背屈揉足三里穴，再以手四指置小腿外侧，自阳陵泉穴处向下抚摩至悬钟穴止，反复操作2～3分钟。

3. 气滞

【取穴】气户、膺窗、乳根、期门、日月、腹哀、大横、腹结、府舍、不容、承满、冲门、京门、五枢、维道、归来、气冲、肾俞、带脉、地机、漏谷、三阴交、交信等。

【手法】推法、拿法、按法、点法、摩法等。

【操作步骤】

（1）患者仰卧位，双下肢伸直，医者以一手四指并置于左或右侧锁骨下气户穴处，自上向下沿胸旁侧线之肋间隙，逐渐点按后向下移动，经膺窗、乳根、期门、日月、腹哀、大横、腹结、府舍至冲门穴止，反复按压2～4次。

（2）患者仰卧位，医者以两手四指分置两侧季肋下不容、承满穴处，沿季肋缘自内向外下方摩动，经腹哀至京门穴处，反复摩动5～10分钟。

（3）患者仰卧位，双下肢屈曲，医者坐或站其侧，先以手掌置于京门穴处，自后斜向腹内下方摩动1～3分钟，再以两手四指并置于大横、腹结穴处按压，反复操作3～5分钟。

（4）患者侧卧位，双下肢微屈曲，医者先以左或右四指掌侧自髂骨上五枢穴起，沿髂骨缘自外向内下方摩动至气冲穴1～2分钟；再以两手四指掌侧并置髂骨内侧府舍、归来、气冲穴处着力向下方按压，反复操作3～5分钟。

（5）患者侧卧位，医者以一手四指掌侧至髂前上棘处，另一手置髂骨内上缘维道穴处，自上向内下方经府舍、归来、气冲穴止，反复交替斜摩 5～10 分钟。

（6）患者俯卧位，医者以两拇指分置脊柱两侧肾俞穴处，其余四指分别置于腰际，自内向外下方分推至带脉穴止，反复操作 3～5 分钟。

（7）患者侧卧位，左或右下肢屈曲，另一肢伸直，医者以两拇指分别置于小腿内侧阴陵泉穴处，两手其余四指置小腿外侧，沿胫骨内缘自上向下经地机、漏谷、三阴交至交信穴，反复按压 3～5 分钟。

【按语】本技法分别从血寒、血虚、气滞等三方面论述月经后期的推拿手法。以神阙、府舍、归来、气冲、天枢、外陵、大横、腹结为主穴，运用摩法、推法、拿法、按法、点法分别进行了论证。血寒型，治宜温经散寒。摩神阙，以温热刺激激发小腹阳气；按压大横、腹结，摩府舍、天枢、外陵、归来、气冲等脾胃经腧穴，以温中健脾、调畅气血；摩肾俞、志室、小肠俞等穴，以调补肾阳、温养胞宫；揉承扶、殷门、委中、承山等膀胱经穴位，调理膀胱经经气，助肺之宣发，以收散达外寒之功。血虚型，治宜养血补虚。点按中脘、下脘、水分、气海、关元、曲骨等任脉穴以调理冲任之气；摩府舍、腹哀、水道、关门、太乙，以强腐熟、助运化、补益气血；摩五枢、章门，以疏肝利胆、行气活血；摩商曲、气穴，以补肾阴滋肾经。气滞型，治宜行气开郁。气户、膺窗、乳根胃经三穴通于肺，按压此三穴可于补气的同时行气；按压带脉、五枢、维道、京门、期门、日月等肝胆经腧穴，以疏肝利胆、行气解郁；按压腹哀、大横、腹结、府舍、冲门及地机、漏谷、三阴交等脾经穴位，通过远近配穴以补益脾气；摩归来、气冲等胃经穴位，以调理脾胃，使脾气能升清、胃气可降浊；肾俞、交信二穴通于肾，按压此二穴使肾精充盈，冲任调和，则月经正常。

（三）《中国推拿治疗学》治疗月经后期技法

【取穴】以任脉、督脉、足太阴脾经、足太阳膀胱经为主，取关元、中极、脾俞、气海、血海、归来，配肝俞、肾俞、八髎。

【手法】擦法、摩法、揉法、振法、按法等。

【操作步骤】

（1）患者仰卧位，医者坐于右侧，用掌摩法顺时针方向推摩少腹6～8分钟；然后重点推揉中极、关元、气海等穴，每穴约1分钟；最后用掌振法振气海、中极之间，时间约1～2分钟，使少腹部有温热感。

（2）患者俯卧位，医者站于右侧，按揉肝俞、脾俞、肾俞，然后全掌揉膀胱经两侧及督脉4～6分钟。最后斜擦腰骶部，重点擦其两侧八髎穴，以透热为度，少腹有热感为宜。

【按语】本技法的治疗原则是调畅冲任气血、疏肝理脾益肾。揉少腹和揉关元、气海、中极，可调补冲任；擦督脉、命门，可以助阳补阴；按揉脾俞、肾俞、胃俞，擦膀胱经，可补脾胃而益气血，气血充足，胞脉得养，冲任自调；八髎穴为调理下焦要穴，擦八髎可温下焦、调经血。诸穴合用，共奏疏肝理脾益肾、调畅冲任气血之功。

（四）《实用临床按摩手册》治疗月经后期技法

【取穴】以肾俞、命门、八髎、气海、足三里、三阴交等为主。

【手法】揉法、拿法、按法、搓法、摩法等。

【操作步骤】

（1）患者俯卧位，医者用双手拇指捏按患者的肾俞穴1分钟，先左后右，使之有沉胀感；然后用双手按压命门穴2分钟，使之有沉胀感，并向小腹传导，最后双手顺势下移，至八髎穴处，用中等力度揉按八髎穴2分钟。

（2）患者仰卧位，医者用手揉按气海穴，反复数次。

（3）患者坐位，医者用拇指按揉法，分别在双侧足三里、三阴交穴处揉按1分钟，以有酸胀感为宜。

【辨证加减】

（1）寒者：取肺俞、脾俞、次髎、中脘、血海等穴。施以揉搓八髎温经法，即患者俯卧位，医者两拳分放于骶部两侧，自上而下揉至尾骨两旁，双拇指反复揉压骶后孔，继以拇指揉压肺俞、脾俞、次髎等穴；再令患者仰卧位，揉压其中脘、中极、足三里等穴，最后擦涌泉。

（2）气郁者：加肝俞、三焦俞、膻中、期门。施以推摩胸胁疏肝法，即患者左侧卧位，医者两掌于右胁下两侧自上而下分推，掌摩胁肋，然后以适中力量用手推颤胁肋，拇指揉压肺俞、肝俞、三焦俞；最后令患者仰卧位，按压其膻中、期门等穴。

（3）痰滞者：加双侧委中、承山、丰隆，施以按揉法。

（4）血虚者：加血海、肝俞、肺俞、三焦俞、次髎、中脘、关元，施以推揉背腰养血法。

【按语】本技法以健脾补肾、疏肝调经为治疗原则。按压肾俞、命门二穴，以补肾温阳，使肾精充足，冲任调和；揉按八髎、气海、足三里以调理脾胃、补中益气；三阴交属足太阴脾经，肝、脾、肾三阴经在此交会，故揉按三阴交可健脾统血、养肝藏血、益肾暖胞、行血活血。诸穴相配，以疏肝理气、健脾补肾，通过调理各经经气，达到调和冲任气血之功，胞脉气血充盈则经血如期而至。

（五）《实用按摩推拿大全》治疗月经后期技法

1. 血瘀

【取穴】肝俞、三焦俞、五枢、维道、曲骨、膻中、血海、行间、三阴交等。

【手法】拿法、按法、点法等。

【操作步骤】

（1）患者俯卧位，医者以拇指点按肝俞、三焦俞，每穴1分钟，以患者能忍受为宜。

（2）患者仰卧位，医者以拇指点按五枢、维道、曲骨、膻中，每穴1分钟；然后提拿足三阴，点按血海、行间、三阴交，以局部酸胀为宜。

2. 肝肾阴虚

【取穴】肾俞、腰阳关、关元、水分、阳陵泉、三阴交、太溪等。

【手法】运法、颤法、拿法、按法、点法等。

【操作步骤】

（1）患者俯卧位，医者以拇指点按肾俞、腰阳关，以患者能忍受为宜。

（2）患者仰卧位，在腹部施以运法、颤法，点按关元、水分，各1分钟；施用提拿足三阴法，点按阳陵泉、三阴交、太溪，以局部酸胀为宜。

3. 气滞

【取穴】肺俞、肝俞、三焦俞、膻中、章门、气海等。

【手法】运法、颤法、拿法、按法、点法等。

【操作步骤】

（1）患者坐位，医者以双手点按肺俞、肝俞、三焦俞，以局部酸胀为宜。

（2）患者仰卧位，医者施用梳胁开胸顺气法，点按膻中1分钟；施用双点章门法1分钟；施用运法、颤法于腹部，以局部有温热感为宜；点按气海，指下有气搏动即止。

【按语】本技法以补虚散寒、行气解郁为治疗原则。对于血瘀型，点按肝俞、三焦俞以疏肝行气、通利水道；点五枢、维道以疏肝利胆、活血行气；点膻中穴以调冲任、行气血，气行则血行；按揉血海以活血化瘀行滞；点按行间、三阴交以疏肝气、补脾气，补气生血的同时予以行气，共奏活血调经之功。对于肝肾阴虚型，点按肾俞、腰阳关以补肝肾、益精血；点按关元以暖宫调经；点按水分调理一身之水液代谢输布；点按阳陵泉以滋肾阴；点按三阴交、太溪以滋补肝肾，肝肾精血充足而冲任气血调和，使月经如期而至。对于气滞型，点肺俞、肝俞、三焦俞三穴以调理肺、肝、三焦之气，肺主一身之气，肝为气机升降之枢纽，三焦通调一身之气机，三穴合用以行气解郁；章门为八会穴之脏会，与肝俞配合，点按此二穴以疏肝理气，恢复肝之条达以行经；点按气海穴，偏于益气补虚、温养胞脉。诸法合用，共奏补虚散寒、行气解郁调经之功。

(六)《齐鲁推拿医术》治疗月经后期技法

1. 血寒

【取穴】百会、风池、肾俞、志室、上髎、次髎、中髎、三阴交、血海、涌泉等。

【操作步骤】

（1）指揉百会，捏拿风池，膊运肾俞、志室及上髎、次髎、中髎。施壮腰滚擦法、拨络叩挠法、按腹压揉法、推腹摩运法、太极摩腹法。

（2）揉拿三阴交、血海，擦涌泉，以局部酸胀、温热为宜。

壮腰滚擦法、推腹摩运法、太极摩腹法见月经先期气虚型。

拨络叩挠法：患者俯卧位，医者单手或双手拇指沿脊筋，循经络，由上而下分筋拨络，随即于上述部位虚掌逐一叩之又称叩背法。最后再用挠法自大椎或两侧向下行术。

按腹压揉法：患者仰卧位，医者以指或掌于腹部应需经穴，逐一按压，而后做揉旋法。

2. 气郁

【取穴】印堂、人中、兑端、承浆、睛明、迎香、地仓、下关、颊车、太阳、听宫、翳风、阳陵泉、三阴交、血海等。

【操作步骤】

（1）膊运环跳，拿揉委中。施宽胸按揉法、分肋推摩法、开胸点振法、拿腹提抖法、滚腹叩振法、擦脊法、开关通窍法。

（2）掐揉阳陵泉，拿揉三阴交、血海。

分肋推抹法、搓腹叩振法见月经先期气虚型，宽胸按揉法见月经先期血热型。

开胸点振法：患者仰卧位，医者以中指点法，沿任脉自天突向下经玉堂至膻中；足少阴肾经自俞府经神藏至神封；足阳明胃经自库房经膺窗至乳根；手太阴肺经自中府至云门，轻点并振之。

拿腹提抖法：患者仰卧位，医者两手将腹部循经线抓住拿稳，提起并左右抖动；或前后交替搓移。

开关通窍法：本法是由多种单一手法组合而成，治疗中要根据疾病所需，取用其中几种即可，不必全用。通常操作顺序是：患者坐稳，亦可仰卧位，医者以两拇指指腹由印堂至前发际间，沿额中分抹至两侧发际，亦称为分额法。继而医者以两手拇、食指腹相对，轻巧灵活地捏患者两眉间，由眉弓内端向外反复操作数次，称为捏眉法。接上，医者拇指指甲掐印堂、人中，捏兑端，掐承浆；两手拇指掐睛明，揉迎香；拇、食、中指同时掐揉地仓、下关、颊车三穴，再以三指掐揉太阳、听宫、翳风三穴。以上各穴操作须达麻、酸、胀、痛感为佳。最后提扯双耳并适当摇动，做鸣天鼓。以上施术，患者应闭目静心，精神愉快，呼吸均匀；医者要手轻力小，取穴准确，灵活机动，技巧敏捷。

3. 痰滞

【取穴】三阴交、委中、承山、丰隆等。

【操作步骤】

（1）捏拿手三阴经，施压脊揉运法、拨络叩挠法、宽胸按揉法、开胸点振法、分肋推摩法、按腹压揉法、揉腹叩振法。

（2）拿委中、承山、丰隆。以有酸胀感为宜。

压脊揉运法：患者俯卧位，医者站于旁，在患脊节或夹脊，自上而下以指拿、膊、肘部按压、揉运，顺经或逆经循序操作。

分肋推抹法、揉腹叩振法见月经先期气虚型，宽胸按揉法见月经先期血热型，拨络叩挠法、按腹压揉法见月经后期血寒型，开胸点振法见月经后期气郁型。

第三节　月经先后不定期

一、概述

月经先后不定期是指月经周期延长或缩短，即月经提前或错后 7 天以上，连续 3 个周期以上者，称"月经先后不定期"。又称"经乱"、"月经衍期"、"月经或前或后"。月经先后不定期的病因，主要责之于肝郁、肾虚等。治疗以疏肝补肾为主，或疏肝解郁、补肾调经，使气血调顺。

西医的排卵型功能失调性子宫出血病所致的月经不规则可参考本病辨证论治。

二、诊断要点

（1）症状：月经周期延长或缩短 7 日以上，但经期正常。一般需要连续发生 3 个周期以上，才有诊断意义。

（2）妇科检查：一般无明显异常。

（3）辅助检查：基础体温测定、B超均有助于诊断。

三、推拿技法

（一）《中华腹部推拿术》治疗月经先后不定期技法

1. 肝郁

【取穴】膻中、气海、建里、期门、章门、日月、带脉、三阴交、阳池、太冲等。

【手法】推法、按法、揉法、运法、拿法、点法、擦法等。

【操作步骤】

（1）患者仰卧位，医者蘸少许润滑剂，由胸部向腹部方向推膻中36次，然后在腹部施以推按、揉、拿等手法3～5分钟，点按气海、建里、期门、章门、带脉各1分钟。

（2）医者沿肋间隙做分推、擦、运法3～5分钟，然后揉按期门、章门、日月穴各1分钟，拿带脉。

（3）患者坐位，医者分别在阳池、三阴交穴施以一指禅揉法以得气为度，然后医者向足大趾方向推按太冲穴36次，结束操作。

2. 肾虚

【取穴】气海、关元、三阴交、太溪、命门、大肠俞、腰阳关、足三里等。

【手法】按法、揉法、运法、擦法、摩法、拿法、捏法、拨法、点法、推法等。

【操作步骤】

（1）患者仰卧位，医者蘸少许润滑剂，在腹部施以推揉、按、摩法 4～8 分钟，然后点按关元、气海穴各 1 分钟，拿带脉穴 3 次。

（2）患者原势，医者在腰骶部施以揉、推、按、运、擦法3～5分钟，点按大肠俞、命门、腰阳关各 1 分钟，然后在腰骶部施横推、运法、揉法、摩法。

（3）患者坐位，医者拿捏足三里、三阴交，点按太溪穴1～3分钟，最后拨足三里、三阴交，结束操作。

【按语】本技法分为肝郁、肾虚两型论治。对于肝郁而致的月经先后不定期，推膻中以调理一身之气；点按气海以益气补虚，温养胞脉，二穴一调一补，共同调理一身之气机；点按期门、章门、日月、带脉等穴以增强肝之疏泄、带脉之约束功能；一指禅揉阳池以通调三焦；三阴交通于肝、脾、肾三经，一指禅揉三阴交能滋肝阴；推按太冲偏于泻肝气、疏肝郁，诸穴合用共同调理气机；气海、关元二穴，正当人体丹田之处，为人体"元阴元阳交关之所"，又是人体元气之根、先天元气生发贮藏之所、十二经脉之根本，有固本培元、补益正气之功效，肾虚者点按此二穴能补气升阳；拿捏三阴交、点按太溪二穴，以滋肾阴；命门属督脉穴，为经气所发之处，位于两肾之间，是人体生命的重要门户，点按命门具有培元补肾之功；大肠俞、腰阳关为经外奇穴，"腰为肾之府"，点按此二穴能促进肾的藏精功能；足三里属胃经，拿捏足三里以健运脾胃，促进气血的生成。

【注意事项】

（1）本证治疗应在月经结束后进行，行经时停止治疗。治疗时患者应生活规律，心情保持舒畅。

（2）治疗时应根据实际情况适当增加活血健脾的腧穴，以防破气太过。

（3）在腰骶部施横推、擦揉法时，一定使患者感到腰骶部温热，但力量不易过大，以免擦伤皮肤。

（二）骆竞洪等治疗月经先后不定期技法

1. 肝郁

【取穴】渊腋、大包、天池、食窦、膺窗、乳根、期门、日月、腹哀、大横、腹结、府舍、冲门、归来、气冲、然谷、隐白、三阴交、悬钟等。

【手法】点按法、摩法、按压法、推法、颤法等。

【操作步骤】

（1）患者仰卧位，双下肢伸直，医者以一手四指并置于左或右侧锁骨下气户穴处，自上向下沿胸旁侧线之肋间隙，逐渐施力点按后向下移动，经膺窗、乳根、期门、日月、腹哀、大横、腹结、府舍至冲门穴止，反复按压2～4次。

（2）患者侧卧位，左或右下肢屈曲，左或右上肢上举抱头，医者以两手掌心并置于腋下渊腋、大包穴处，两手四指端掌侧置胸前天池、食窦穴处，做颤动、点按2～5分钟。

（3）患者侧卧位，双下肢屈曲，医者坐或站立其侧，先以手掌侧置于腰肌京门穴处，自后斜向腹内下方摩动1～3分钟；再以两手四指并置于下腹部外侧大横、腹结穴处按压，反复操作3～5分钟。

（4）患者侧卧位，双下肢微屈曲，医者先以左或右手四指掌侧自髂骨上五枢穴起，沿髂骨缘自外向内下方摩动至气冲穴 1～2 分钟，再以两手四指掌侧并置髂骨内侧府舍、归来、气冲穴处着力向下按压，反复操作 3～5 分钟。

（5）患者侧卧位，医者以一手四指掌侧置髂前上棘处，另一手置髂骨内上缘维道穴处，自上向下方经府舍、归来、气冲穴止，反复交替斜摩 5～10 分钟。

（6）患者侧卧位，左或右下肢屈曲，医者以左或右手四指置于踝关节下方，自照海穴经然谷至隐白穴止，长按 1～2 分钟；以一手拇指掌侧点按足大趾顶端 3～5 次；以左或右手四指置于足内踝上方之三阴交穴处长按，拇指置于足外踝上方悬钟穴长按，操作 2～5 分钟。

（7）患者俯卧位，医者以两手拇指分置脊柱两侧肾俞穴处，其余四指分别置于腰际，自内向外下方分推至带脉穴止，反复操作 3～5 分钟。

2. 肾虚

【取穴】肾俞、气海俞、大肠俞、京门、带脉、大横、腹结、府舍、天枢、外陵、水道、归来、气冲、关门、太乙、滑肉门、章门等。

【手法】摩法、拳揉法、拿提法等。

【操作步骤】

（1）患者俯卧位，医者以手掌部置于腰部之肾俞、气海俞及大肠俞穴处，先向内摩动至带脉穴处，然后再向前摩动至对侧带脉穴止，反复横摩 3～5 分钟。

（2）患者坐位，两手握拳交叉置于胸前，医者以手握拳，置左或右侧背腰部京门穴下方，拳揉 5～10 分钟。

（3）患者仰卧位，医者以手四指或两手四指掌侧并置于腹部左或右侧大横、腹结穴处，经天枢、外陵至对侧大横、腹结穴处止，反复横摩2~5分钟。

（4）患者侧卧位，医者以一手四指掌侧置髂前上棘处，另一手置髂骨内上缘维道穴处，自上向内下方经府舍、归来、气冲穴止，反复交替斜摩5~10分钟。

（5）患者仰卧位，医者以两手四指分置腹部两侧章门穴处，自外向内将腹部肌肉挤起，然后两手交叉扣拢，两手四指掌侧置腹部一侧，拇指掌侧置腹另一侧，自两侧之关门、太乙、滑肉门穴平高处，逐渐下移至天枢、水道、归来穴处止，反复拿提3~5次。

【按语】本技法从肝郁、肾虚两方面着手，运用综合手法治疗本病，以达到调理冲任气血之目的。对于肝郁型，施点按法、摩法、按压法、推法以疏肝调经。对于肾虚型，施摩法、拳揉法、拿提法以益肾调经。点按渊腋、期门、日月共同调理肝胆经，以疏肝利胆、行气解郁；颤动点按天池、食窦、大包，以宽胸理气；点压乳根、膺窗、腹哀、大横、腹结、府舍、冲门、归来、气冲，以增强肺主升降出入的功能、促进脾胃的运化、气血的生成；长按然谷、隐白、三阴交以激发脾经的经气、疏肝健脾；拳揉京门，摩肾俞，二者合用为俞募配穴法，能共同促进肾的生理机能；摩气海俞、大肠俞，以通利水道，助肾气；摩带脉以疏肝利胆，疏泄肝胆经之气；摩大横、腹结、府舍，提拿天枢、外陵、水道、归来、气冲、关门、太乙、滑肉门，通过调理脾胃经，以达补益后天之本、滋养先天之精的目的。

（三）《中国推拿治疗学》治疗月经先后不定期技法

【取穴】以任脉、督脉、足阳明胃经、足太阳膀胱经为主，取关元、中极、气海、足三里、三阴交、归来、脾俞、肾俞、胃俞等。

【手法】一指禅推法、擦法、摩法、揉法、振法、按法等。

【操作步骤】

（1）患者仰卧位，医者坐于右侧，用推法、摩法于少腹部，顺时针方向推摩6～8分钟，然后重点推揉中极、关元、气海等穴，每穴约1分钟，最后用掌振法振气海、关元之间，时间约1～2分钟，使少腹部有温热感。按揉足三里、三阴交，以酸胀为度。

（2）患者俯卧位，医者站于右侧，用一指禅推法推背部膀胱经第一侧线，重点推揉脾俞、肾俞、胃俞，每穴约1～2分钟，然后用全掌直擦背部督脉、两侧膀胱经，以透热为度。推擦腰部，重擦命门、肾俞。最后斜擦腰骶部，重点擦其两侧八髎穴，以少腹温热感为宜。

【按语】本技法以健脾补肾、理气调经为治疗原则。擦命门、肾俞及督脉以补肾壮阳。督脉总督一身之阳经，擦督脉可助壮一身之阳；命门为肾元之火，擦之可补肾壮阳；推揉脾俞、胃俞、肾俞、足三里可健脾补肾生血，脾胃和则肾气足；推揉任脉之关元、气海、中极可调补冲任之气血；三阴交为足三阴经交会穴，按揉此穴可理气调经；擦八髎可暖宫温经。诸穴合用，共奏健脾补肾、理气调经之功。

（四）《实用临床按摩手册》治疗月经先后不定期技法

【取穴】肾俞、命门、八髎、气海、足三里、三阴交等。

【手法】揉法、拿法、按法、搓法、擦法、摩法等。

【操作步骤】

（1）患者俯卧位，医者用双手拇指捏按患者的肾俞穴1分钟，先左后右，使之有沉胀感。双手按压患者命门穴2分钟，使之有沉胀感，并向小腹传导。双手顺势下移，至八髎穴处，用中等力度揉按八髎穴2分钟。

（2）患者仰卧位，医者用手揉按气海穴，反复数次。

（3）患者坐位，医者用拇指按揉法，分别在双侧足三里、三阴交穴处揉按1分钟，以有酸胀感为宜。

【辨证加减】

（1）脾虚：加取双侧脾俞及上、次、中髎，施以按揉手法，擦腰背，推摩脘腹，摩揉全腹。

（2）肝郁：加双侧肝俞、胆俞、魂门、阳纲、阳陵泉、阳交、血海、内关，施以掐、按、揉手法。

（3）肾虚：加双侧三焦俞、肓门、志室、白环俞，施以揉按手法，擦涌泉、揉血海。

【按语】本技法的治疗原则是疏肝、健脾、益肾。揉按肾俞、命门二穴以温肾助阳；八髎穴属足太阳膀胱经，能促进膀胱气化，肾经与膀胱经为表里经，按揉八髎穴能通于肾气，且按揉产生的酸胀感向小腹方向传导，可调理胞宫的气血；配合按揉气海穴，则前后共治，共同调养胞脉；揉按足三里、三阴交能补脾胃生气血。诸法合用，使各经脉气充盈，冲任二经经气充足，冲任气血调和，则经血如期而至。

（五）《齐鲁推拿医术》治疗月经先后不定期技法

1. 脾虚

【取穴】脾俞、胃俞、肾俞、上髎、次髎、中髎、足三里、三阴交等。

【操作步骤】

（1）膊运脾俞、胃俞、肾俞及上、次、中髎，施擦腰背法、推腹摩运法、太极摩腹法。

（2）按揉足三里、三阴交。

2. 肝郁

【取穴】肝俞、胆俞、魂门、阳纲、环跳、阳陵泉、阳交、血海、内关等。

【操作步骤】

（1）膊运肝俞、胆俞、魂门、阳纲，施分肋推摩法、搋腹叩振法（见月经先期气虚型）及按腹压揉法、拨络叩挠法（见月经后期血寒型）。

（2）膊运环跳，掐揉阳陵泉、阳交、血海、内关，以有酸胀感为度。

3. 肾虚

【取穴】三焦俞、肾俞、肓门、志室、白环俞、八髎、足三里、涌泉、血海等。

【操作步骤】

（1）膊运三焦俞、肾俞、肓门、志室、白环俞、八髎，施壮腰搋擦法、搋腹叩振法、推腹摩运法（见月经先期气虚型）及拨络叩挠法（见月经后期血寒型）。

（2）掐揉足三里，推擦涌泉，揉血海。

【按语】本技法分为脾虚、肝郁、肾虚三型论治月经先后不定期。脾气虚弱，气血失调，或生化无源，或固摄不住，治宜补脾益气。膊运脾俞、胃俞以补虚健脾，加强气血生化之源，促进脾的固摄作用；上髎、次髎、中髎三穴为治疗妇科病常用穴位，膊运此三穴及肾俞以补肾阳，脾肾同补；按揉足三里、三阴交健脾益气，在补益的同时疏泄肝气，以免滋补太过。情志抑郁，肝气逆乱，疏泄失司，冲任失调，治宜调气解郁、养血调经。选取肝俞、胆俞、魂门、阳纲四穴疏利肝胆；膊运环跳、掐揉阳陵泉二穴以疏调胆经，从而作用于相表里的肝经；掐揉血海、内关以活血行气、宽胸理气。肾气不足，开阖不利，冲任失调，血海蓄溢失常，治宜补肾调经。膊运三焦俞、肾俞、肓门、志室诸穴以补肾精、滋肾阴；膊运白环俞、八髎激发膀胱经经气；掐揉足三里补益脾胃，在充养肾阳的同时补益脾气，通过补养后天之本充养先天肾阴；涌泉为肾经之首穴，按揉涌泉穴使肾经源头经气充足；揉血海能活血行气调经。总之，肝气疏、脾气盛、肾阴足则气血调畅，经血如期而至。

第四节　闭经

一、概述

闭经分为原发性闭经和继发性闭经两种。原发性闭经指女子年龄超过 16 岁，无月经来潮。继发性闭经指月经周期建立后，月经停止来潮 6 个月以上者；或按自身原来月经周期计算，停经 3 个周期以上者。古人又称"不月"、

"血闭"等。

闭经首见于《黄帝内经素问·阴阳别论》。闭经的病因病机较为复杂，主要责之于精血不足，血海亏虚，无血可下；或冲任胞脉受阻，经血不得下行两大类。前者为虚，后者属实。虚者主要有先天不足的肝肾虚损，后天的气血虚弱及阴虚血燥；实者主要有血瘀气滞的冲任受阻，及痰湿阻滞的胞脉不畅。辨治闭经者，宜分虚实。虚者补而通之、实者泻而通之为此病治疗大法。

西医的卵巢、子宫先天异常、缺失或后天损伤、功能失调均可参考本病辨证施治。

二、诊断要点

（1）症状：女性年逾 16 岁，月经尚未初潮，为原发性闭经。已建立正常周期的生育年龄妇女，停经已过 6 个月，或月经稀发者，停经超过其既往 3 个月经周期者为继发性闭经。

（2）妇科检查：注意检查内外生殖器官有无器质性病变，包括缺失、损伤、萎缩以及阴毛有无脱落。先天禀赋不足，可见子宫过小等解剖形态学的异常，继发性闭经日久者常见子宫缩小、阴道黏膜充血等雌激素水平低落现象。

（3）辅助检查：B 超、CT、MRI、宫颈造影、性激素水平测定等有助于诊断。

三、推拿技法

（一）《针灸推拿治疗学》治疗闭经技法

【取穴】肝俞、脾俞、肾俞、血海、三阴交、命门、志室、意舍、足三里、太溪、期门、太冲、行间等。

【手法】按揉法、一指禅推法、擦法、掐法、团摩法等。

【操作步骤】

（1）患者俯卧位，按揉背部的肝俞、脾俞、肾俞、下肢的血海、三阴交等穴，也可使用一指禅手法，每穴施行手法 2～3 分钟，并在骶部八髎穴处施行擦法，以透热为度。

（2）患者仰卧位，在气海、关元、中极、归来等穴施以按揉或团摩手法，约 10～15 分钟。

【辨证加减】

（1）虚证：在背部施术时，应同时揉按命门、志室、意舍等穴，并直擦腰部的督脉与足太阳经，以透热为度，下肢加按揉足三里、太溪各 2～3 分钟。

（2）瘀证：当同时按揉期门，按揉或掐太冲、行间等穴，各 2～3 分钟，并可在下肢足太阴、足厥阴经循行部位施行直擦法，以热透为度。

（二）《中华推拿奇术》治疗闭经技法

1. 肝肾不足

【取穴】关元、三阴交、气冲、膈俞、脾俞、肾俞、胃俞、八髎等。

【手法】摩法、按法、推法、揉法、擦法等。

【操作步骤】

（1）患者仰卧位，医者坐于患者左侧，施腹部掌按法于关元穴，持续按压5分钟。

（2）患者原势，医者施腹部掌揉法或掌团摩法于腹部，反复揉动或摩动，操作2分钟，使患者腹部出现温热感。

（3）施拇指按、揉法或一指禅推法于三阴交穴，每穴操作1分钟，得气为度。

（4）施用补法按两侧气冲穴，持续按压1分钟，松手后使患者产生双下肢热流直达足部的感觉。

（5）患者俯卧位，医者位于患者左侧，施拇指按揉法或一指禅推法于膈俞、肝俞、脾俞、胃俞、肾俞，每穴操作1分钟，得气为度。

（6）施掌根擦法于肾俞、八髎穴，操作3分钟，透热为度。

2. 气血虚弱

【取穴】中脘、足三里、血海、三阴交、膈俞、脾俞、胃俞、肾俞、气海俞、肝俞等。

【手法】按法、揉法、推法、擦法、摩法等。

【操作步骤】

（1）患者仰卧位，医者坐于患者右侧，施腹部掌按法于中脘穴，持续按压5分钟，使患者腹部有温热感。

（2）患者原势，施腹部掌揉法或掌团摩法于腹部，反复揉动或摩动2分钟，使患者腹部出现温热感。

（3）施拇指按、揉法或一指禅推法于足三里、血海、三阴交穴，每穴操作1分钟，得气为度。

（4）患者俯卧位，医者立于患者右侧，施拇指按、揉法或一指禅推法于膈俞、肝俞、脾俞、胃俞、肾俞、气海俞，每穴操作1分钟，得气为度。

（5）施掌擦法于左侧背部脾胃区，操作2分钟，透热为度。

3. 气滞血瘀

【取穴】阴交、太冲、血海、期门、章门、膈俞、脾俞、肝俞、三焦俞等。

【手法】按法、揉法、推法、擦法等。

【操作步骤】

（1）患者仰卧位，医者坐于患者右侧，施腹部掌按法于阴交穴，持续按压5分钟，使患者腹部有温热感。

（2）施掌揉法于下腹部，反复揉动2分钟，使患者下腹部及会阴部有温热感。

（3）施拇指按、揉法或一指禅推法于期门、章门、太冲、血海穴，每穴操作1分钟，得气为度。

（4）施掌擦法于两胁部，反复操作2分钟。

（5）患者取俯卧位，医者位于患者左侧，施拇指按、揉法或一指禅推法于膈俞、肝俞、脾俞、三焦俞，每穴操作1分钟。

【按语】医者认为坚持治疗是治疗本病的关键，不然易造成病情反复发作，久病难愈。在治疗本病时，辨证分型为肝肾不足、气血虚弱、气滞血瘀三型，根据不同的证型选取不同的手法及腧穴。对于肝肾不足型，治疗时先掌按关元穴以补充元阳；继而拇指按、揉三阴交以滋肝、脾、肾阴，养血调经；再配合按揉膈俞、肝俞、脾俞、胃俞、肾俞，以调理各脏腑机能，从而调和冲任气血；最后擦八髎，以温阳暖宫。诸穴相伍共奏补益肝肾、养血调经之效。对于气血虚弱型，治疗时先施腹部掌按法于中脘穴，以调理胃腑，促进饮食物的腐熟；再配以按、揉法或一指禅推法于足三里、血海、三阴交，以补益气血生化之源；最后施拇指按、揉法或一指禅推法于膈俞、肝俞、脾俞、胃俞、肾俞、气海俞，以补益肝、脾、肾，促进气血生化。对于气滞血瘀型，先施腹部掌按法于阴交穴，阴交乃任、冲脉交会穴，掌按此穴以调理冲任；再施拇指按、揉法或一指禅推法于期门、章门、太冲、血海，以疏泄肝气、活血化瘀；最后施拇指按、揉法或一指禅推法于膈俞、肝俞、脾俞、三焦俞，以通调各脏腑而化瘀通滞。

（三）《实用推拿学》治疗闭经技法

【取穴】气海、关元、肝俞、脾俞、肾俞、血海、三阴交、足三里等。

【手法】摩法、一指禅推法、振法、按法、揉法等。

【操作步骤】

（1）患者仰卧位，医者坐于右侧，用摩法施于小腹约10分钟。

（2）用振法施于关元、气海穴约1分钟。

（3）按揉关元、气海、血海、三阴交、足三里各1分钟。

（4）患者俯卧位，医者用一指禅推两侧膀胱经，重点在肝俞、脾俞、肾俞，约5分钟。

【辨证加减】

（1）肝肾不足：按揉肾俞、命门及骶部八髎穴，施擦法于督脉、两侧膀胱经及腰骶部，透热为度。

（2）气血亏虚：延长气海、关元穴区的摩腹时间，摩中脘，按揉脾俞、胃俞、足三里。

（3）肝气郁结：按揉期门、章门、太冲、行间，以酸胀为度，搓两胁。

（4）气滞血瘀：按揉脐中、气海、关元穴，擦背部督脉、膀胱经、腰骶部，斜擦小腹，均以温热为度。

（5）痰湿阻滞：加摩中脘、建里3～5分钟，按揉八髎穴，以酸胀为度。

【按语】本技法的治疗原则是疏肝理脾益肾、温经化瘀通络。用摩法及振法于小腹、气海、关元，能调经活血、暖宫散寒；再按揉血海、三阴交、足三里，能疏通脾胃经经气、促进气血的运行，同时疏肝、健脾、滋肾，活血化瘀；再施一指禅推膀胱经侧线，以振奋一身之阳气，且能调理全身脏腑机能，使五脏六腑、十二经脉气血充盈，从而冲任二脉气血调和，则能濡养胞脉。

（四）《中华腹部推拿术》治疗闭经技法

1. 肝肾不足

【取穴】关元、气海、肝俞、肾俞、太溪、昆仑、然谷、三阴交等。

【手法】摩法、按法、揉法、擦法、推法、拿法、掐法、点法、滚法等。

【操作步骤】

（1）患者仰卧位，医者蘸润滑剂适量，在腹部施以揉法、摩法、按法、推法3～5分钟，继而点按气海、关元穴1分钟，然后在气海穴、关元穴区施揉、按、摩等手法

3～5 分钟，在腹部做横推、横擦法，沿任脉向上提拿腹肌 3 次。

（2）患者俯卧位，在肩背、腰骶部施推按、揉、滚法2～4 分钟，点按肾俞、肝俞 1 分钟，然后在肾俞、肝俞揉按、推擦数分钟，逆推督脉 7 次，而后在腰骶部推擦 3～5分钟。

（3）患者俯卧位，医者在其大腿内侧横擦、拿捏数次，然后点按太溪、昆仑，掐然谷，揉三阴交，揉按、推摩小腿数次，结束操作。

2. 气血虚弱

【取穴】水分、建里、天枢、梁门、关元、血海、三焦俞、膈俞、脾俞、胃俞、足三里。

【手法】按法、揉法、推法、擦法、摩法、点法、捏法、滚法、一指禅推法、拨法等。

【操作步骤】

（1）患者仰卧位，医者先点按水分穴 2 分钟，觉指下气动时，点按推揉建里穴，得气后揉按天枢穴约 2 分钟，然后按揉腹部约 3 分钟，最后揉按梁门、中脘、关元穴。

（2）患者俯卧位，先在腰背部施推、揉、滚、擦、摩法 3～5 分钟，然后在脾俞、胃俞、膈俞、三焦俞施揉、摩、推法，每穴操作约 2 分钟，最后沿足太阳膀胱经走向施一指禅推、擦法，共 7 遍。

（3）患者原势，医者在双侧大腿内侧施以揉、按、推、擦法，然后在小腿施揉法数分钟，最后在足三里穴揉按 3～5 分钟，拨足三里处大筋数次，结束操作。

3. 气滞血瘀

【取穴】膈俞、三焦俞、三阴交、期门、章门、肾俞、命门、关元、太冲、太溪。

【手法】按法、揉法、推法、擦法、摩法、点法、拿法、滚法等。

【操作步骤】

(1) 患者仰卧位,医者蘸少许润滑剂,先点按天突、气户穴1分钟,然后将手平放胸前,向下按压数次,逆任脉方向推膻中1分钟,接着沿肋间隙推擦两肋,同时按揉期门、章门各1分钟。因寒者加揉关元1分钟。

(2) 患者俯卧位,医者先在腰背部施以推揉、摩擦、滚法3~5分钟,然后揉按膈俞、三焦俞,拿捏三阴交穴2~3分钟,接着逆足太阳膀胱经的方向推、擦、揉膈俞、三焦俞数分钟。因寒者,揉按命门、肾俞穴各1分钟,接着在腰骶部做横擦、横推法;因热者,拿捏太溪,点按太冲穴2分钟,然后揉小腿。

4. 痰湿阻滞

【取穴】中脘、建里、天枢、水分、膻中、胃俞、三焦俞等。

【手法】按法、揉法、推法、点法、摩法、滚法等。

【操作步骤】

(1) 患者仰卧位,医者手蘸少许润滑剂,在腹部做按揉数分钟;接着点按水分、天枢穴各1分钟,揉按建里、中脘各2分钟;然后再旋转推按水分、天枢穴各2分钟;最后逆任脉方向推擦膻中穴36次。

(2) 患者俯卧位,医者先在背部施以按揉、摩擦、滚法3～5分钟，然后揉按胃俞、脾俞、三焦俞各 2 分钟，最后拨三穴处大筋数次，结束操作。

【按语】本技法仅适用于功能紊乱造成的闭经，切忌用于器质性病变所造成的闭经。注意应用 B 超等检测仪器进行排查，以免误诊，造成不良后果。医者将闭经辨证分为四型，治疗肝肾不足型时，先点按气海、关元以补气温阳；点按肝俞、肾俞，并推擦肝俞区、肾俞区，以补肝肾、益精血；点按太溪、昆仑，掐然谷，揉三阴交等腧穴，以滋补肝肾，肝藏血充足，肾中精气充盛，冲脉旺盛，血海盈满，任脉畅通，则阴血下注于胞宫。治疗气血虚弱型时，医者依次点按水分、建里，揉按天枢、梁门、中脘、关元穴，上述腧穴均属任脉及胃经，且位于脾胃局部，刺激以上腧穴能健运脾胃、促运化、调冲任，再在脾俞、胃俞、膈俞、三焦俞施以揉、摩、推法并推、擦足太阳膀胱经以激发各脏腑经气，促进气血的运行；最后揉按足三里加强脾胃运化水谷精微之功效，以转生气血而调经。治疗气滞血瘀型时，先点按天突、气户穴，推膻中，以补益肺气、宽胸理气、疏利上焦气机；其次按揉期门、章门穴，以疏肝理气，使气机升降有序；然后揉按膈俞、三焦俞，拿捏三阴交，以加强活血行滞的功效。诸穴合用共奏活血行气之功。治疗痰湿阻滞型时，点按水分、天枢、建里、中脘各穴，以健脾除湿；推擦膻中穴以行气；最后按揉、摩擦胃俞、脾俞、三焦俞以通利水湿，促进全身水液代谢，水液输布如常，则气血运行畅通，胞宫得养，经血自来。

（五）骆竞洪等治疗闭经技法

1. 肝肾不足

【取穴】肾俞、气海俞、大肠俞、水道、气海、关元、气冲、阴廉、足五里、阴包、阴陵泉、带脉、五枢、府舍、急脉等。

【手法】摩法、点按法等。

【操作步骤】

（1）患者俯卧位，医者以手掌部置于腰部一侧之肾俞、气海俞及大肠俞穴处，先自内摩动至带脉穴处，然后再向前摩动至对侧带脉穴止，反复横摩3～5分钟。

（2）患者仰卧位，医者两手四指指端分置脊柱两侧肾俞及气海俞、大肠俞穴处，着力点按1～5分钟。

（3）患者原势，医者以两手四指掌侧并置手下腹部左或右侧之髋骨内缘的五枢、府舍穴处，经水道、气海、关元至对侧之髋骨内缘止，反复横摩5～10分钟。

（4）患者原势，医者以两手拇指掌侧分置下腹部两侧气冲穴处，或两手四指掌侧分置气冲、急脉穴处，或两手拇指掌侧分置气冲、急脉穴处长按2～5分钟。

（5）患者原势，双下肢伸直，医者以两手四指置于股内上方阴廉、五里穴处，自上向下逐步下移，经阴包至膝下阴陵泉穴处止，反复操作3～5分钟。

（6）患者侧卧位，左或右下肢屈曲，医者以左或右手四指置踝关节下方，自照海穴经然谷至足大趾端之隐白穴推1～2分钟；再以一手拇指掌侧点按足大趾顶端3～5次，以左或右手四指置足内踝上方之三阴交穴处长按，拇指置足外踝上方悬钟穴长按2～5分钟。

2. 气血虚弱

【取穴】腹哀、章门、关门、太乙、商曲、神阙、四满、水道、归来等。

【手法】摩法、拿提法、点按法、推法等。

【操作步骤】

(1) 患者仰卧位，医者以一手四指或两手四指掌侧并置于腹部左或右侧之腹哀、章门穴处，经关门、太乙、商曲至对侧腹哀、章门穴处止，反复横摩5～10分钟。

(2) 患者原势，医者以一手四指或两手四指掌侧并置于左或右季肋下腹哀穴处，自上向对侧内下方斜摩，经太乙、水分、神阙、四满至水道、归来穴止，反复斜摩5～10分钟。

(3) 患者原势，医者以一手或两手四指并置于下腹部之阴交、中注穴处，自上向下经关元、气海穴至曲骨、横骨穴止，反复摩按3～5分钟。

(4) 患者原势，医者以两手四指分置腹部两侧章门穴处，自外向内将腹部肌肉挤起，然后两手交叉扣拢，两手四指掌侧置腹部一侧，拇指掌侧置腹肌另一侧，自两侧之关门、太乙、滑肉门穴平高处，逐渐下移至天枢、水道、归来穴处止，反复拿提3～5次。

(5) 患者俯卧位，医者用食指背屈，置于脊柱两侧，自大杼穴平高处之肋间隙，自上向下沿肋间向下点按至膈俞穴止，操作2～5分钟。

(6) 患者俯卧位，医者以两手掌根部对置于脊柱正中，然后向两侧肾俞穴处分推，其余四指附于腰际，自内向外推动3～5分钟。

3. 气滞血瘀

【取穴】不容、承满、府舍、归来、气冲、急脉、阴廉、足五里、俞府、腹哀、京门等。

【手法】摩法、按压法、颤法、推法、点按法等。

【操作步骤】

（1）患者仰卧位，医者以两手拇指分置胸骨旁两侧俞府穴处，其余两手四指抱定胸部两侧，沿肋间隙自内向外分推至腋中线止，由上向下至乳根穴平高处肋间隙止，操作3～5分钟。

（2）患者原势，医者以两手四指分置两侧季肋下不容、承满穴处，沿季肋缘自内向外下方摩动，经腹哀至京门穴处，反复摩动5～10分钟。

（3）患者原势，医者以两手拇指掌侧分置下腹部两侧气冲穴处，或两手指掌侧分置气冲、急脉穴处，或两手拇指掌侧分置气冲、急脉穴处长按2～5分钟。

（4）患者侧卧位，双下肢微屈曲，医者先以左或右手四指掌侧自髂骨上五枢穴起，沿髂骨缘自外向内下方摩动至气冲穴1～2分钟；再以两手四指掌侧并置髂骨内侧府舍、归来、气冲穴处着力向下方按压，反复操作3～5分钟。

（5）患者侧卧位，左或右下肢屈曲，另一肢伸直，医者手执特制竹竿或手拉扶手固定身躯后，再以左或右足底部置患者下肢内侧上方之阴廉、五里穴处，另一足底部置膝内侧上方之血海穴处，做颤动重压2～5分钟。

（6）患者侧卧位，左或右下肢屈曲，医者以左或右手四指置踝关节下方，自照海穴推经然谷至足大趾端之隐白穴，操作1～2分钟；再以一手拇指掌侧点按足大趾顶端3～5次，以左或右手四指置足内踝上方之三阴交穴处长按，拇指置足外踝上方悬钟穴长按2～5分钟。

4. 痰湿阻滞

【取穴】璇玑、中庭、巨阙、幽门、滑肉门、归来、气冲、脾俞、肾俞、大肠俞、肩井等。

【手法】点按法、拳揉法、摩法、拿提法等。

【操作步骤】

（1）患者仰卧位，医者以一手或两手四指并置胸骨上璇玑穴处，逐步向下点按至中庭穴止，反复操作2～3分钟。

（2）患者仰卧位，医者以一手或两手四指并置于上腹部之巨阙、幽门穴处，自上向下呈直线摩动经中脘、阴都至脐上之水分穴平高处止，反复摩按1～6分钟。

（3）患者仰卧位，医者站其头部前方，以两手拇指掌侧分置脐上两侧滑肉门穴处，其余四指分置腹部两侧，自上向下，同时自外向内将腹部肌肉挤推2～5分钟。

（4）患者仰卧位，医者以一手食、中指或二、三、四指掌侧并置于小腹部左或右侧归来、气冲穴，反复横摩5～10分钟。

（5）患者俯卧位，医者以一手握拳，自背部左或右侧之肩中俞穴处拳揉1～2分钟后，再自大杼穴平高处起，经脾俞至肾俞、大肠俞穴止，两侧反复拳揉2～5分钟。

（6）患者坐位，医者以一手四指置肩后或两手四指掌侧置肩井穴处，着力向上拿提2～3分钟。

【按语】本技法将闭经分为肝肾不足、气血虚弱、气滞血瘀、痰湿阻滞四型论治。针对不同证型，选取不同的手法及腧穴。肝肾不足型，多选取补益肝肾之腧穴，医者施摩法及点按于肾俞、气海俞及大肠俞穴，促进局部血液循环的同时补益肾气；横摩五枢、府舍、水道、气海、关元诸穴以疏肝利胆、补益肾气；按揉气冲、急脉二穴以疏通局部经气、养肝柔肝；点按阴廉、五里、阴包、阴陵泉等穴以滋肝血肝阴、行气利湿；推照海、然谷、隐白穴以补益脾肾、促进气血化生；肝肾同源，精血同源，长按髓会悬钟以益髓填精、调和冲任、濡养胞宫至血行。气血虚弱型，则反复横摩腹哀、章门、关门、太乙、商曲以补益脾肾，促进气血生化；再施摩法于水分、神阙、四满、水道、归来穴以补益精气，促进水液代谢、精微输布；横摩阴交、中注、关元、气海、曲骨、横骨等穴临近胞宫，能促进局部血液循环；自大杼穴平高处之肋间隙，自上向下沿肋间向下点按至膈俞穴，能调理各脏腑功能以化生转输气血。气滞血瘀型，治疗时分推肋间以宽胸理气；掌按气冲、急脉、阴廉、五里以疏通肝经经脉、疏肝理气；重按血海以活血化瘀，诸穴合用共奏活血行滞之功，瘀去则载气运行，气行则血行。痰湿阻滞型，治疗时从璇玑点按至中庭，以疏调任脉经气；摩动中脘至水分，以调理脾胃、促水湿运化；自大杼穴平起经脾俞至大肠俞止施以拳揉，以激发膀胱经经气，增强气化功能，祛除痰湿之邪。

（六）《现代推拿学》治疗闭经技法

【取穴】关元、气海、血海、三阴交、足三里等。

【手法】摩法、按法、推法、搓法、擦法、揉法等。

【操作步骤】

（1）小腹部操作：患者仰卧位，医者坐于右侧，用摩法逆时针方向摩腹，手法要求深沉缓慢，同时配合按、揉关元、气海。

（2）下肢部操作：患者仰卧位，医者按揉血海、三阴交、足三里。

（3）腰背部操作：用一指禅推法，治疗腰部脊柱两旁，重点在肝、脾、肾俞；或用滚法在腰脊柱两旁治疗，然后再按、揉上述穴位，以患者感觉酸胀为度。

【辨证加减】

（1）气血虚弱：横擦前胸中府、云门，左侧背部脾胃区，腰部肾俞、命门以透热为度，直擦背部督脉，斜擦小腹两侧，均以透热为度。

（2）肝气郁结：按、揉章门、期门，按、掐太冲、行间，以患者感觉酸胀为度；斜擦两胁，以微热为度。

（3）寒凝血瘀：直擦背部督脉，横擦骶部，以小腹透热为度，按、揉八髎，局部温热为度。

（4）痰湿阻滞：按、揉八髎穴，以酸胀为度，横擦左侧背部及腰骶部，以透热为度。

【按语】本技法以调理脏腑、调畅气血为治疗原则。治疗时，先行逆时针摩腹，以促进腹部气血循环；同时配合按、揉关元、气海以激发局部经气，促气血运行；按揉血海、三阴交、足三里，以补血、活血、调血，血海偏于活血，三阴交偏于滋阴调理气血，足三里则能益气补血；最后作用于背俞穴，施一指禅推法于肝俞、脾俞、肾俞，或按、揉上述腧穴，以调理肝、脾、肾各脏腑气血，促进肝藏血、脾统血、肾藏精的生理功能。女子胞生理功能的正常发挥有赖于肝、脾、肾各脏的调节，通过调理各脏腑功能，调节全身血液的化生和运行，胞宫气血充盈，血液正常运行。

（七）《基层中医临证必读大系按摩分册》治疗闭经技法

【取穴】血海、气海、关元、三阴交、足三里、肝俞、肾俞、脾俞等。

【手法】揉法、摩法、擦法、按法、推法等。

【操作步骤】

（1）小腹部操作：患者仰卧位，医者坐于右侧，先用摩法施于小腹，以逆时针方向操作，手法宜缓慢深沉，约10分钟，然后按揉关元、气海穴，约1～2分钟。

（2）下肢部操作：患者仰卧位，按揉血海、三阴交、足三里，每穴操作2分钟。

（3）腰背部操作：患者取俯卧位，医者坐于右侧，先以一指禅推法治疗腰骶部膀胱经，重在肝俞、脾俞、肾俞，约5分钟，然后再按、揉上穴约1～2分钟。

【按语】本技法以疏肝、理脾、益肾为主要治疗原则。医者先用摩法施于小腹，以促进胞宫的气血运行；然后按揉关元、气海穴，二穴均属任脉，气海为肓之原穴，具有培补元气的作用，关元属任脉，为小肠经的募穴，具有温阳补虚的作用，二穴合用，共奏益气温阳之功效；按揉血海、三阴交、足三里三穴能健脾行气，气行则血行，以达活血化瘀行滞之功；最后用一指禅推法于肝俞、脾俞、肾俞等背俞穴以调理各脏腑。在月经的产生中，肝、脾、肾各司其职，肾气旺盛则天癸必至，肝血充足则气机条达，脾胃健运则血海充盈，血循常道，经候如期。

（八）《推拿学》治疗闭经技法

【取穴】阴交、石门、气海、中极、天枢、水道、归来、血海、水泉、三阴交等。

【手法】一指禅推法、揉法、擦法、按法等。

【操作步骤】

（1）患者仰卧位，下肢伸直，医者坐其右侧，以一指禅推法自阴交穴经气海、石门推至中极，自上而下，缓慢移动，反复操作5～10分钟；用两手提拿天枢、水道、归来各3～5次；以掌振小腹部3～5分钟；食、中、无名三指斜推两侧小腹部30～50次；以拇指或中指指端分别按揉血海、三阴交、水泉各2～3分钟。

（2）患者俯卧位，医者以一指禅推八髎穴3～5分钟，然后以掌根部按揉2～3分钟，以擦法在腰骶部施术2～3分钟。

【按语】本技法采用前后配穴、近端取穴与远端取穴相配伍的取穴方法，配合相应的推拿手法进行治疗。用一指禅推法自阴交穴经气海、石门推至中极以调理任脉，任主阴液，在小腹部与足三阴经相会，能调节全身的阴经。再用两手提拿天枢、水道、归来以活血化瘀、行气通经，按揉血海、三阴交、水泉以滋肝、脾、肾之阴，活血疏肝。最后用一指禅推八髎穴，以激发局部经气，同时促进膀胱的气化功能，膀胱与肾相表里，可通于肾，以充养肾精，从而调理冲任二脉，使气血调和。

（九）《中国推拿大成》治疗闭经技法

【取穴】以气海、关元、血海、三阴交、足三里、肝俞、脾俞、肾俞、胃俞为主。

【手法】摩法、按法、揉法、一指禅推法、㨰法等。

【操作步骤】

（1）患者仰卧位，医者坐于患者右侧，用摩法治疗小腹（摩法方向逆时针，腹部移动方向顺时针，手法要求深沉缓慢），同时配合按摩关元、气海穴，时间约10分钟。

（2）患者仰卧位，医者坐于患者一侧，用按揉法分别施治于三阴交、足三里穴，每穴2分钟。

（3）患者俯卧位，医者坐或立其一侧，用一指禅推法治疗腰部脊柱两侧膀胱经，重点在脾俞、肾俞穴，每穴1～2分钟，或用㨰法在腰脊柱两旁治疗，约5分钟；然后再按揉上述穴位，每穴2分钟；最后用擦法擦督脉、八髎穴，以透热为度。

【辨证加减】

（1）血枯经闭：加用一指禅推中脘、天枢、气冲、归来穴，每穴2分钟。

（2）血滞经闭：上法施治后，嘱患者仰卧位，双下肢伸直，医者坐其右侧，用揉捏法于大腿内侧的阴廉、五里穴处，自上而下经阴包、血海至阴陵泉穴，每侧反复3～5分钟；再分别按揉照海、然谷、公孙、隐白穴，每穴1～2分钟。

【按语】王之虹教授，博士生导师，长春中医药大学针灸推拿学科带头人，多年从事"手法对内脏功能调节作用"的研究，以脏腑经络理论治疗内科相关疾病。从医从教近40年来，其在治疗内、妇、软伤疾病方面取得了显著疗效。闭经病因多为血滞、血虚，因此治疗时多以活血通络、滋补肝肾为主。施以摩小腹，按摩关元、气海，温煦小腹部气血；按揉三阴交、足三里激发全身经气；一指禅推足太阳膀胱经背部要穴脾俞、肾俞或滚脊柱两膀胱经第一侧线以滋阴养血；擦督脉、八髎活血化瘀。血枯经闭者，配以一指禅推中脘、天枢、气冲、归来补气养血；血滞经闭者，配以揉捏阴廉、五里穴、阴包、血海至阴陵泉活血通络；按揉照海、然谷、公孙、隐白穴充养经脉气血以活血。另外，作者介绍了一套自我保健按摩法：患者仰卧位，双下肢屈曲，腹肌放松，一手掌心贴小腹部另一手按其手背上，做摩小腹法（顺时针方向为佳）约 2 分钟；一手拇指紧贴血海、三阴交、足三里穴处做按揉，每穴 2 分钟；两手掌根紧按腰部，用力上下擦动，至发热为止。

【注意事项】对先天性无子宫、无卵巢、无阴道或处女膜闭锁及部分由于器质性病变所致的闭经，非推拿适应证，应及早采取他法治疗。

（十）《推拿大成》治疗闭经技法

【取穴】关元、气海、血海、三阴交、八髎、肝俞、肾俞。

【手法】推法、揉法、拿法、抹法、摩法、按揉法、旋推法等。

【操作步骤】摩小腹部；按揉血海、三阴交；推肝俞、肾俞、八髎。

【辨证加减】

（1）肝肾不足：加抹印堂、眉弓、太阳，拿风池，揉肾俞、命门。

（2）气血虚弱：加抹印堂、眉弓、太阳，按揉足三里或推心俞、肺俞，揉肾俞、命门。

（3）气滞血虚：加揉膻中章门、期门，搓两胁，按揉脾俞、肝俞。

（4）痰湿阻滞：加拿内关、肩井、风池，推心俞。

（5）心火偏旺：加推大横，抹印堂、眉弓、睛明，拿曲池、内关、风池，推心俞、大肠俞，按揉八髎。

【按语】本技法的治疗原则是调畅冲任气血，调理肝、脾、肾经。推肝俞、肾俞以补益肝肾；摩小腹以活血通络，使冲任通达；按揉关元、气海以充任脉经气；推任脉（脐至耻骨联合上缘）以条达冲任；按揉血海以活血化瘀；按揉三阴交以滋补阴血，调和诸阴经之气，推动经气运行；推八髎以温阳暖胞散瘀。

（十一）《中国推拿治疗学》治疗闭经技法

1. 肝肾不足

【取穴】关元、气海、血海、梁丘、三阴交、足三里、肝俞、脾俞、肾俞、命门等。

【手法】一指禅推法、㨰法、摩法、揉法、按法、振点法、擦法等。

【操作步骤】

（1）患者仰卧位，医者坐于右侧，用摩法治疗少腹，顺时针方向摩腹，手法要求深沉缓慢，同时配合按揉关元、气海，时间约 10 分钟；振点关元、气海穴，使少腹部有微热感；然后按揉血海、梁丘、三阴交、足三里，每穴约 1～2 分钟。

（2）患者俯卧位，医者用一指禅推法或揉法于腰部脊柱两侧膀胱经，重点在肝俞、脾俞、肾俞，每穴约 1～2

分钟；然后再用擦法施于膀胱经，擦命门及腰骶部，以透热为度。

2. 气血虚损

【取穴】气海、关元、中脘、下脘、三阴交、天枢、足三里、脾俞、胃俞、血海等。

【手法】一指禅推法、㨰法、摩法、按揉法、振法、擦法等。

【操作步骤】患者仰卧位，医者坐于右侧，用一指禅推于腹部任脉和两侧足阳明胃经，往返数次；然后用掌摩法顺时针方向摩腹部，手法要求深沉缓慢，同时配合按揉关元、气海、中脘、下脘、三阴交、天枢等穴，每穴约1分钟；最后用掌振法作用于上述穴位，使少腹部有微热感；再按揉足三里、血海、三阴交等穴，以酸胀为度。

3. 气滞血瘀

【取穴】章门、期门、太冲、行间，阴交、中极、气海、三阴交等。

【手法】一指禅推法、摩法、按揉法、擦法、㨰法等。

【操作步骤】

（1）患者仰卧位，用一指禅推法推于任脉的阴交至中极，往返数次，重点推揉阴交、中极、气海；然后逆时针掌摩于少腹部；再用掌振法作用于上述诸穴，以感觉微热为佳；最后用手按揉章门、期门、行间、太冲、三阴交等穴，每穴1分钟左右，以感觉酸胀为度。

（2）患者坐位，医者站于后侧或一侧，斜擦两胁，从后向前下斜擦，以有微热感为宜。

4. 痰湿阻滞

【取穴】膻中、中庭、气海、关元、中极、云门、中府、足三里、丰隆、三阴交、脾俞、胃俞等。

【手法】一指禅推法、摩法、按揉法、点法、擦法等。

【操作步骤】

(1) 患者仰卧位，医者坐于右侧，用一指禅推任脉气海至中极，往返多次，重点推气海、关元、中极穴；然后点揉膻中、中极、中府、云门诸穴，每穴约0.5～1分钟；最后横擦前胸中府、云门，斜擦两侧少腹，点揉足三里、三阴交。

(2) 患者俯卧位，医者用一指禅推法推背部膀胱经第一侧线，重点推脾俞、胃俞，再用掌擦法擦其背部督脉及背部脾胃区。

【按语】本技法治疗痰湿阻滞型闭经，以擦督脉壮阳益气，推任脉调补冲任，通过推揉擦脾俞、胃俞、气海、关元、足三里、丰隆等穴健脾利湿，丰隆配膻中为化痰之要穴，辅以点揉中府、云门，起到宣肺化痰利湿之功，痰祛经自调。

(十二)《实用临床按摩手册》治疗闭经技法

【取穴】血海、三阴交、足三里、肝俞、脾俞、肾俞、关元、气海、太白、公孙、太溪、照海。

【手法】按法、揉法、摩法、推法、擦法等。

【操作步骤】患者仰卧位，逆时针方向摩揉其小腹，手法要求深沉缓慢，同时按揉关元、气海，约10分钟；再按揉血海、三阴交、足三里，每穴约2分钟；继令患者俯卧位，推腰部脊柱两旁，按揉肝俞、脾俞、肾俞，每穴

1～2分钟。

足穴按摩术：按揉足脾、肝、肾、生殖器、胃反应点及肾、输尿管、膀胱反射区，按揉太白、公孙、太溪、照海穴，自小腿向足趾推足背20次，搓足心至发热。

【辨证加减】

（1）气血虚弱：加横擦前胸中府、云门及左侧背部脾胃区、腰部肾俞、命门，直擦背部督脉，斜擦小腹两侧，以透热为度。

（2）肝气郁结：加按揉章门、期门各0.5分钟，按、掐太冲、行间，以酸胀为度；斜擦两胁，以透热为度。

（3）寒凝血瘀：加直擦背部督脉，横擦骶部，以小腹透热为度；按揉八髎，以局部有温热感为度。

（4）痰湿阻滞：加按揉八髎穴，以酸胀为度；横擦左侧背部及腰骶部，以透热为度。

【按语】本技法在腹部、腰背部推拿治疗的同时，提出了配合足穴按摩术施治。在足底部相应的反射区进行按揉，观点独特，值得试验、总结和推广。闭经发病机理主要是冲任气血失调，有虚、实两个方面，虚者由于冲任亏败，源断其流；实者因邪气阻隔冲任，经血不通。治疗时按揉关元、气海以补气温阳、调和冲任气血；按揉血海、三阴交、足三里，以活血行滞、健脾行气；按揉肝俞、脾俞、肾俞，以促进肝藏血、脾统血、肾藏精化血的功能。肝肾不足，气血虚弱者，擦中府、云门、肾俞、命门以温煦经脉气血；肝气郁结者，配以按揉章门、期门，按、掐太冲、行间，擦两胁，以疏肝理气调经；寒凝血瘀者，擦督脉、骶部，按揉八髎，以温经散寒、活血化瘀；痰湿阻滞者，按揉八髎，擦左侧背部及腰骶，以清热化痰、祛湿消滞。诸法同用，可使血行脉内，气血运行畅通，胞脉得以濡养，月经复来，并维持月信正常。

（十三）《齐鲁推拿医术》治疗闭经技法

1. 肝肾不足

【取穴】脾俞、肾俞、志室、气海、足三里、命门、三阴交、八髎等。

【操作步骤】

（1）指揉脾俞，膊运肾俞、志室，指揉气海，掐揉足三里，掌揉命门，施壮腰揉擦法、分肋推抹法、揉腹叩振法、推腹摩运法（见月经先期气虚型），施压脊揉运法（见月经后期痰滞型）。

（2）点三阴交，膊运八髎。

2. 气血虚弱

【取穴】肩井、肺俞、厥阴俞、心俞、肾俞、志室、八髎、命门、足三里、太溪、血海等。

【操作步骤】

（1）捏拿肩井，膊运肺俞、厥阴俞、心俞、肾俞、志室、八髎、命门，施壮腰揉擦法、分肋推抹法、推腹摩运法（见月经先期气虚型）。

（2）掐揉足三里，点太溪，揉血海。

3. 气滞血瘀

【取穴】中极、石门、合谷、血海、委中、三阴交、行间等。

【操作步骤】

（1）指揉中极、石门，掐揉合谷，点血海、扳拿委中；施分肋推抹法、揉腹叩振法（见月经先期气虚型），施推背捏拿法、宽胸按揉法（见月经先期血热型），施拨络叩挠法（见月经后期血寒型）。

（2）点三阴交、行间。

4. 痰湿阻滞

【取穴】或中、神藏、灵墟、库房、屋翳、膺窗、内关、天突、气海、血海、三阴交等。

【操作步骤】

（1）膊运或中、神藏、灵墟、库房、屋翳、膺窗、内关，揉天突；施分肋推抹法、揉腹叩振法（见月经先期气虚型），施拿腹提抖法、开胸点振法（见月经后期气郁型）。

（2）点气海、血海、三阴交。

（十四）《中医推拿学》治疗闭经技法

【取穴】以气海、关元、血海、三阴交、足三里、肝俞、脾俞、肾俞、八髎为主。

【手法】摩法、按法、擦法、揉法、一指禅推法、揉法等。

【操作步骤】

（1）小腹部操作：患者仰卧位，医者坐于右侧，用摩法治疗小腹（摩法方向逆时针，腹部移动方向顺时针，手法要求深沉缓慢），同时配合按、揉关元、气海，时间约10分钟。

（2）下肢部操作：患者仍仰卧位，医者坐于患者体侧，用按揉法分别施治于血海、三阴交、足三里穴，每穴2分钟。

（3）腰背部操作：患者取俯卧位，医者坐或立其体侧，用一指禅推法治疗腰部脊柱两旁，重点在肝俞、脾俞、肾俞穴，每穴 1～2 分钟，或用㨰法在腰脊柱两旁治疗；然后再按揉上述穴位，每穴 2 分钟；最后用擦法擦督脉八髎穴，以患者感觉酸胀、透热为度。

【辨证加减】

（1）气血虚弱：加横擦前胸中府、云门，左侧背部脾胃区，腰部肾俞、命门，以透热为度；直擦背部督脉，斜擦小腹两侧，均以透热为度。

（2）肝气郁结：加按、揉章门、期门，每穴 0.5 分钟；按、掐太冲、行间，以患者感觉酸胀为度；斜擦两肋，以微热为度。

（3）寒凝血瘀：加直擦背部督脉；横擦骶部，以小腹透热为度；按、揉八髎，以局部温热为度。

（4）痰湿阻滞：加按、揉八髎穴，以酸胀为度；横擦左侧背部及腰骶部，以透热为度。

【按语】闭经分虚、实，但多以虚致。本技法以按揉气海、关元、血海、三阴交、足三里，一指禅推肝俞、脾俞、肾俞，擦八髎为主要治疗手法。再依据寒凝、痰湿、气滞、血虚等不同证型进行辨证加减。气海、关元二穴，经属任脉，气海为生气之海，偏于益气补虚、温养胞脉；关元乃三阴经与任脉之会，且《素问·举痛论》中有"冲脉起于关元"之说，寒水上逆，实根于此。按、揉此二穴能温阳行水、抑制寒水冲逆。血海、三阴交、足三里三穴，血海偏于活血化瘀；三阴交能调理肝、脾、肾及冲任二脉；足三里乃足阳明胃经合穴，又是胃之下合穴，能强胃健脾、补益后天之本。三穴合揉，寓"补、泻、调"于一身。一指禅推肝俞、脾俞、肾俞，擦八髎，旨在补益肝肾、调理冲任。气血虚弱型，取中府、云门、肾俞、命门，其中中府、云门属肺经，为肺经经气的源头，擦此二穴能补益肺气；肾俞、命门通于肾脏，擦此二穴能补肾温阳，四穴合用共奏阴阳双补之功。肝气郁结型，按揉章门、期门，按、掐太冲、行间，能疏肝利胆、行气解郁、宽胸行滞。寒凝血瘀型及痰湿阻滞型加按揉八髎，横擦腰骶，能疏调下焦、温肾暖胞。

四、验案举隅

（一）石学敏治疗闭经医案

赵某某，女，31 岁，已婚。月经闭止，伴乳房、小腹部胀痛 4 个月。患者既往月经周期正常，4 个月前突然闭止，每于月经当来之日乳房及小腹部胀痛，难以安睡，胸脘痞闷，往某医院就诊，服西药后无效，遂来我科就诊。查体：精神可，痛苦面容，舌质紫暗，脉弦。子宫发育正常，妊娠试验阴性，妇科 B 超正常。

诊断：闭经，气滞血瘀型。

治则：理气活血，祛瘀通络。

取穴：三阴交、太冲、血海、期门、章门、膈俞、肝俞、脾俞、三焦俞。

手法：按法、揉法、推法、擦法等。

操作步骤：

（1）患者仰卧位，用腹部掌按法于三阴交穴持续按压 5 分钟，用腹部掌揉法于下腹部反复揉动 2 分钟。

（2）用拇指禅推法于太冲、血海、期门、章门穴，每穴操作 1 分钟。

（3）用掌擦法于患者两胁部，操作 2 分钟。

（4）患者俯卧位，用拇指禅推法于肝俞、脾俞、三焦俞穴、每穴操作 1 分钟。手法毕，患者乳房及小腹胀痛减轻，腹部温热，通体舒适。

按语：患者既往月经周期正常而突发闭经，系因行经后瘀血未去，瘀阻冲任。血停则气滞，气滞则血凝，经血流行受阻，发为闭经。气机不畅则见乳房胀痛，胸脘痞闷。小腹胀痛拒按为里实之证。舌紫暗，脉弦为气血瘀滞之象。治疗时应行气活血化瘀。掌按阴交穴以调理冲任气血，再用拇指一指禅推法于太冲、血海、期门、章门各穴以疏泄肝气、宽胸理气、行滞除郁，最后用拇指禅推法于肝俞、脾俞、三焦俞以调补肝、脾、三焦，防止疏泄太过。各脏腑功能正常，气血运行畅通，则冲任气血调和，胞宫有赖于气血的濡养，而经至如常。

（二）《中医推拿学教学病案精选》治疗闭经医案

王某某，女，19 岁。月经停止 6 个月。患者自 16 岁来月经，每月 1 次，6 个月前月经突然停止，自觉腹痛，消化不良，四肢倦怠，白带多。查体：营养状态中下，面色㿠白，舌质淡苔薄，脉细。

诊断：闭经，气血虚弱型。

治则：补血调经。

取穴：气海、关元、归来、中极、足三里、三阴交、膈俞、脾俞、肾俞等。

手法：推法、拿法、按法、揉法、搓法、擦法等。

操作步骤：

（1）患者仰卧位，医者用两掌轮替轻揉小腹部，两手拇指分别压小腹胃经线，其余四指分推带脉线；从神阙至曲骨，行拇指下行推搓法；拨揉肓俞，点气海、中脘、阳池；揉、搓大腿内侧，点血海；轻揉小腹，以关元穴为主，使热感渗透胞中；点中脘、归来、足三里、三阴交。

（2）患者俯卧位，医者用手掌或掌根部反复揉腰骶部，然后行竖掌揉搓法，以透热为度；掌根上揉督脉线，点膈俞、脾俞、肾俞；掌根揉压背部，再点膈、脾、胃、肾俞以酸胀感为宜。

（3）患者正坐，医者捏拿肩井，点风池、曲池穴。

治疗时间及经过：患者经上法治疗12次后月经回复，1年后随访月经正常。

按语：本例属气血虚弱、血海空虚而致的闭经，本技法以行气活血、化瘀消滞、健脾益肾、疏肝养血为治疗原则，手法配伍以调冲任为主，取得了较好的疗效。医者治疗时，用两手拇指分别压胃经线，以调理脾胃，促进胃的腐熟功能；再推搓神阙至曲骨，点揉中脘、气海等任脉腧穴，以调和冲任气血；点归来、足三里、三阴交以健运脾胃，促进气血的化生；背部操作时，用掌根揉督脉，点膈俞、脾俞、肾俞等背俞穴，以振奋一身之阳气，行气活血。

（三）《中医推拿学教学病案精选》治疗闭经医案

杨某某，27岁，女。月经停止1年余。结婚7年来未生育，开始月经正常，随后经期错后，量少色黑，有时带血块。1年多前月经停止，一直未至，现自觉头痛，手麻，胁肋胀满等。查体：全身发育、营养、第二性征正常。舌暗边红，脉弦。

诊断：闭经，气滞血瘀型。

治则：行气化瘀。

取穴：气海、关元、归来、血海、三阴交、曲泉、间使、膈俞、肝俞、三焦俞、肾俞等。

手法：按法、点法、压法、揉法、搓法、擦法、推法、拿法等。

操作步骤：

（1）患者仰卧位，医者以两掌轮流轻揉小腹部，两手拇指分别压小腹胃经线，其余四指分推带脉线；从神阙至曲骨，施拇指下行推搓法；拨揉肓俞，点气海、中脘、阳池；揉、搓大腿内侧，点血海、三阴交。

（2）患者仰卧位，医者揉搓小腹，重按气海穴，使热感向下直达涌泉，以行气活血，通调冲、任二脉；然后泄间使，点血海、曲泉，以酸胀感为宜。

（3）患者俯卧位，医者用手掌或掌根部反复由上至下揉腰骶部，然后行竖掌揉搓法，以透热为度；掌根由下至上揉督脉线，点膈俞、脾俞、肾俞；掌根揉压背部，再点膈、脾、胃、肾俞，以患者感觉酸胀为度。

（4）患者俯卧位，医者推揉其背部，点压膈、肝、三焦、肾俞，以得气为度。

（5）患者正坐，医者捏拿其肩井、点风池、曲池穴。

治疗时间及经过：按上法治疗1周，头痛手麻的症状消失。又治2周，月经回复。继续巩固治疗10天，共按摩32次，痊愈。1年后随访生一女孩。

按语：本例属于气滞血瘀而致的闭经，以行气化瘀为主要治疗原则。点按气海、关元穴，两拇指分别压小腹胃经线，以促进腹部的血液循行，补气温阳；再点按肾俞、肝俞以补益肝肾；点膈俞、三焦俞及拿捏三阴交，能补血活血、行气消滞；三焦俞能促进上焦、中焦、下焦的气血运行；血海活血化瘀的作用强。以上操作能通调冲任二脉，气血行则经血至。

第五节　崩漏

一、概述

月经非时而下，量多如注，或淋漓不净者称为"崩漏"。其突然大量出血，称为"崩中"。日久淋漓不断则称为"漏下"。两者虽出血状况不同，但其在疾病发生过程中可以相互转化。

崩漏病名首见《素问》："阴虚阳搏谓之崩"，张仲景在《金匮要略》中提出"漏下"。崩漏病因主要是血热、肾虚、脾虚、血瘀等造成冲任损伤，不能制约经血，导致月经非时妄行。《诸病源候论》认为崩中之病因是"冲任之气虚损，不能制其经脉，故血非时而下"所致。中医治疗崩漏本着"急则治其标，缓则治其本"的原则，灵活掌握塞流、澄源、复旧三法。塞流，即止血；澄源，即正本清源；复旧，即固本善后。

西医的功能失调性子宫出血可参考本病辨证施治。

二、诊断要点

（1）症状：月经的周期、经期以及经量发生严重紊乱。月经周期紊乱，常可在停经数周或数月后，发生出血，量多如注，暴下不止；或淋漓不断，甚至屡月不净。出血量多，迁延日久者，可见贫血症状。

（2）妇科检查：多无明显改变，正值出血时检查，子宫可略增大，比正常变软。

（3）辅助检查：基础体温呈单相型，出血前数日内子宫颈黏液结晶仍呈羊齿植物叶状改变，阴道细胞涂片表现为中、高度影响或低、中度影响，激素水平测定雌二醇升高、孕激素降低，子宫内膜呈增生过长或囊腺型增生等病理变化。

三、推拿技法

（一）《妙手推拿治百病》治疗崩漏技法

1. 阴虚血热

【取穴】关元、气海、三阴交、照海、膈俞、肝俞、脾俞、胃俞、肾俞等。

【手法】按法、揉法、摩法、推法、擦法等。

【操作步骤】

（1）患者仰卧位，医者位于患者右侧，用腹部掌按法按关元约5分钟；继用掌团摩法摩腹部1～2分钟，使患者腹部发热；再用拇指按、揉血海、三阴交、照海诸穴，每穴1分钟。

（2）患者俯卧位，医者位于患者左侧，用拇指按、揉或一指禅推膈俞、肝俞、脾俞、胃俞诸穴，操作约 5 分钟；最后用直擦法擦两侧肾俞穴，以透热为度。

2. 肝郁血热

【取穴】关元、大敦、行间、解溪、血海、隐白、脾俞、胃俞、大肠俞等。

【手法】按法、揉法、推法、擦法等。

【操作步骤】

（1）腹部掌按法按关元约 5 分钟；再用腹部掌揉法反复揉动腹部 1～2 分钟，使患者腹部发热、快然舒适；最后用拇指按、揉或一指禅推大敦、行间、隐白、解溪、血海诸穴，每穴操作 1 分钟，以得气为度。

（2）患者俯卧位，医者位于患者左侧，用拇指按、揉或一指禅推脾俞、胃俞、大肠俞 3～5 分钟；再用掌擦法擦大肠俞穴，以透热为度。

3. 湿热蕴蒸

【取穴】阴交、足三里、三阴交、阴陵泉、丰隆、太冲、行间、肝俞、脾俞、胃俞、肾俞、大肠俞、小肠俞、膀胱俞、腰阳关、八髎。

【手法】按法、揉法、推法、运法等。

【操作步骤】

（1）患者仰卧位，医者位于患者右侧，用腹部掌按法按阴交穴约 5 分钟，使热觉深透小腹；再用腹部掌揉法或掌运法于小腹反复揉运，操作 1～2 分钟；然后用拇指按揉或一指禅推足三里、三阴交、阴陵泉、丰隆、太冲、行间诸穴，每穴约 1 分钟，以得气为度。

（2）患者俯卧位，医者位于患者左侧，用拇指按揉或一指禅推肝俞、脾俞、肾俞、大肠俞、小肠俞、膀胱俞、腰阳关诸穴3～5分钟；再用掌擦法擦腰骶部，重点擦摩八髎、腰阳关诸穴，持续操作1～2分钟，以透热为度。

4. 心脾两虚

【取穴】中脘、气海、足三里、三阴交、脾俞、胃俞。

【手法】按法、揉法、推法、擦法等。

【操作步骤】

（1）患者仰卧位，医者位于患者右侧，用腹部掌按法按中脘、气海两穴，每穴约5分钟，使患者腹部出现发热感；再用腹部掌揉法反复揉动胃脘部约5分钟；然后用拇指按揉或一指禅推足三里、三阴交诸穴，每穴操作约1分钟，以得气为度。

（2）患者俯卧位，医者位于患者左侧，用拇指按、揉或一指禅推脾俞、胃俞等穴约2分钟，以得气为度；再用掌擦法、横擦法，施术于背部脾胃区域，以局部透热为度。

5. 肾气不固

【取穴】神阙、太溪、阴谷、白环俞、气海俞、肾俞、命门等。

【手法】按法、揉法、摩法、推法等。

【操作步骤】

（1）患者仰卧位，医者位于患者右侧，施掌按法于神阙穴，持续按压约5分钟，使热觉深透丹田；再用腹部掌法或掌团摩法反复揉动或摩上腹部，操作1～2分钟；然后用拇指按、揉法或一指禅推太溪、阴谷诸穴，每穴操作约1分钟；最后用掌擦法自太溪穴沿少阴肾经擦摩至阴谷穴，反复操作1～2分钟，使擦摩经筋部位皮肤潮红，并有透热感为度。

（2）患者俯卧位，医者位于患者左侧，用擦法在背部的督脉和足太阳经，反复擦摩5～7遍；然后用掌横擦于气海俞、肾俞、命门、白环俞诸穴，反复操作1～2分钟，以被擦摩部位透热为度。

6. 肝肾亏损

【取穴】关元、血海、三阴交、照海、膈俞、肝俞、脾俞、胃俞、肾俞等。

【手法】按法、揉法、摩法、推法、擦法等。

【操作步骤】

（1）患者仰卧位，医者位于患者右侧，用腹部掌按关元穴约5分钟；再用掌团摩法反复摩动腹部，使患者腹部发热，操作1～2分钟；然后用拇指按、揉血海、三阴交、照海诸穴，每穴操作约1分钟。

（2）患者俯卧位，医者位于患者左侧，用拇指按、揉或一指禅推膈俞、肝俞、脾俞、胃俞约5分钟；再用直擦法擦两侧肾俞穴部位，以透热为度。

7. 瘀血阻滞

【取穴】中极、关元、血海、行间、膈俞、肝俞、脾俞、三焦俞、三阴交等。

【手法】按法、揉法、摩法、推法、拿法等。

【操作步骤】

（1）患者仰卧位，医者位于患者右侧，用腹部掌按法按中极和关元穴约5分钟，使患者下腹部有发热感觉；再用腹部掌揉或掌团摩法，反复揉动或摩动下腹部1～2分钟，使患者下腹部有发热快然感；然后用拇指按、揉或一指禅推血海、行间诸穴，每穴操作约1分钟；最后用一指禅推三阴交穴，持续约1分钟。

（2）患者俯卧位，医者位于患者左侧，用拇指按、揉或一指禅推膈俞、肝俞、脾俞、三焦俞约5分钟。

（二）《推拿治疗学》治疗崩漏技法

【取穴】中脘、关元、神阙、太溪、隐白、膈俞、肝俞、脾俞、曲池、阳陵泉、三阴交、血海、百会等。

【手法】摩法、一指禅推法、按法、搓法、掐法、揉法等。

【操作步骤】

（1）患者仰卧位，医者坐其右旁，用右手手掌紧贴患者腹部沿顺时针方向摩腹，5分钟。

（2）用一指禅推或按揉中脘、关元、神阙，各1分钟。

（3）按揉曲池、阳陵泉、三阴交、血海，各1分钟。

（4）掐揉太溪、隐白，各1分钟。

（5）患者俯卧位，医者用一指禅推或按揉膈俞、肝俞、脾俞，各1分钟。

（6）患者坐位，医者按揉百会2分钟，结束治疗。

【辨证加减】

（1）肾虚：加按肾俞、命门、志室，各1分钟。

（2）脾虚：加按揉脾俞、胃俞、足三里，各1分钟。

（3）血热：加揉水泉、阳陵泉，各1分钟。

（4）血瘀：加按揉章门、期门，各1分钟；然后搓两胁5遍。

【按语】周信文，副主任医师，副教授，擅长以手法治疗颈腰部疼痛、老年性腰腿病、腰突症、颈椎病、慢性骨关节炎、各种急慢性软组织损伤以及小儿消化不良、胃肠功能性疾病等。本技法以一指禅推或按揉中脘、关元、神阙，能健脾胃，补元阳，补虚；掐揉太溪治宜滋阴益肾；隐白属脾经，为治疗崩漏的经验效穴；一指禅推或按揉膈俞、肝俞、脾俞以调理肝、脾，助肝藏血、脾统血，膈俞偏于补血，血海偏于活血；曲池属多气多血之阳明经，按揉本穴以清热活血；按揉阳陵泉能疏泄肝胆；按揉三阴交则能调理肝、脾、肾，偏于滋阴；按揉百会能升阳举陷止崩。本技法通过调理肝脾肾三经，以调理冲任，固崩止血。

（三）《按摩奇术》治疗崩漏技法

【取穴】关元、气海、血海、三阴交、隐白、断红、交信等。

【手法】摩法、压法、掐法、揉法等。

【操作步骤】

（1）以右手掌面或掌根附着于小腹部，作顺时针方向旋转摩动，约5分钟。

（2）以右手大鱼际顺时针方向揉气海、关元各约2分钟。

（3）用拇指端或螺纹面揉血海、三阴交，以感酸胀为度。

（4）用拇指端按压揉两足拇趾内侧隐白穴约1分钟，再用拇指指甲掐患者食指、中指根节前之间的断红穴约10次。

（5）用拇指指端揉患者交信穴，约2分钟。

【按语】本技法以滋肾益阴、调畅气血为治疗原则。摩小腹以益气温阳；大鱼际揉关元、气海以益气调经；拇指揉血海、三阴交以活血化瘀、滋阴清热；隐白为治疗崩漏的经验效穴，且隐白属脾经，脾主统血，掐揉隐白以调理脾经经气，增强脾的固摄作用；拇指端按压断红、交信以滋阴养血，调理冲任。

（四）《家庭推拿按摩》治疗崩漏技法

【取穴】关元、气海、血海、阴陵泉、三阴交、关元俞、气海俞、肾俞、八髎、肝俞等。

【手法】摩法、滚法、一指禅推法、按法、搓法、擦法、揉法等。

【操作步骤】

（1）患者仰卧位，医者在其腹部施行摩腹，一指禅推法推关元、气海穴；按揉血海、阴陵泉、三阴交穴。

（2）患者俯卧位，医者以滚法施术于其腰骶部，按揉关元俞、气海俞、肾俞、八髎、肝俞穴，擦法施术于腰骶部，透热为度。

【辨证加减】

（1）阴虚血热：加按揉心俞、脾俞、照海、太溪、涌泉诸穴各1分钟。

（2）肝郁血热：可加用按揉大敦、行间、隐白、解溪、脾俞、大肠俞诸穴各1分钟，搓胁肋。

（3）湿热蕴蒸：可加用按揉阴交穴，摩少腹，按揉足三里、丰隆、太冲、行间诸穴各1分钟；一指禅推和擦法施术于大肠俞、小肠俞、膀胱俞和腰阳关诸穴3～5分钟。

（4）心脾两虚：可加用摩中脘、气海穴，振法施于胃脘部，按揉足三里、脾俞和胃俞诸穴各1分钟。

（5）肝肾亏损：可加用摩关元穴5分钟，按揉血海、照海、太溪、涌泉、太冲、肝俞、膈俞、肾俞等穴各1分钟；横擦腰骶部，以透热为度。

（6）瘀血阻滞：可加用按揉中极、关元、血海、行间、膈俞、肝俞和三焦俞诸穴各1分钟。

【按语】崩漏主要是因血热、肾虚、脾虚、血瘀等造成冲任损伤，不能制约经血，导致月经非时妄行。本技法以益气化瘀、益肾固冲、止血调经为治疗原则。

（五）《中华推拿奇术》治疗崩漏技法

1. 气不摄血

【取穴】

（1）主穴：中脘、关元、气海、足三里，三阴交。

（2）配穴：肝俞、脾俞、胃俞。

【手法】按法、揉法、推法、拿法、摩法、擦法等。

【操作步骤】

（1）患者仰卧位，医者位于患者左侧，腹部掌按法于中脘、关元、气海穴，每穴持续按压3分钟，使患者腹部有温热感。

（2）施腹部掌揉法或掌团摩法于胃脘部，反复揉动或摩动，操作2分钟，使患者腹部有温热感。

（3）施拇指按揉法或一指禅推法于足三里、三阴交穴，每穴操作1分钟，得气为度。

（4）患者俯卧位，医者位于患者右侧，施拇指按揉或一指禅推法于膈俞、脾俞、胃俞穴，每穴操作1分钟，得气为度。

（5）用掌根擦法于脾俞、胃俞穴，操作 2 分钟，透热为度。

2. 血热妄行

【取穴】

（1）主穴：太冲、关元、大敦、行间、解溪、三阴交。

（2）配穴：隐白、血海、脾俞、胃俞。

【手法】按法、揉法、推法、拿法等。

【操作步骤】

（1）患者仰卧位，医者位于患者左侧，施腹部掌按法于关元穴，持续按压 5 分钟。

（2）施拇指按揉法或一指禅推法于太冲、大敦、行间、解溪穴，每穴操作 1 分钟，手法力度应稍大，以患者能耐受为度。

（3）施拇指按法或拿法于三阴交、隐白、血海穴，每穴操作 1 分钟，手法力度应稍大，以患者能耐受为度。

（4）患者俯卧位，医者位于患者右侧，施拇指按揉或一指禅推法于脾俞、胃俞穴，每穴操作 1 分钟，得气为度。

3. 气滞血瘀

【取穴】

（1）主穴：中极、关元、血海、行间、三阴交。

（2）配穴：肝俞、脾俞、膈俞。

【手法】按法、揉法、推法、拿法、摩法等。

【操作步骤】

（1）患者仰卧位，医者位于患者左侧，施腹部掌按法于关元、中极穴，持续按压 5 分钟，使患者下腹部有温热感。

（2）施腹部掌揉法或掌团摩法于下腹部，反复揉动或摩动 2 分钟，使患者下腹部有温热感。

（3）施拇指按、揉法或一指禅推法于三阴交、行间、血海穴，每穴操作 1 分钟，得气为度。

（4）患者俯卧位，医者位于患者右侧，施拇指按揉或一指禅推法于脾俞、肝俞、胃俞穴，每穴操作 1 分钟。

【治疗时间及疗程】对月经周期正常或不正常的患者均连续治疗 3 个月为 1 疗程。每月在月经来潮的前 1 周隔日治疗 1 次，1 周治疗 3 次。

【按语】崩漏多由于气不摄血，血热妄行，气滞血瘀，"冲任之气虚损，不能制其经脉，故血非时而下"。本技法中施腹部掌按法于中脘、关元、气海穴，以补中益气、调养冲任；施拇指按揉法或一指禅推法于太冲、大敦、行间、解溪穴，以清泻肝胃之热；施腹部掌揉法或掌团摩法于下腹部，以活血化瘀；施拇指按、揉法或一指禅推法于三阴交、行间、血海穴，以调理肝、脾、肾三经气血，行气化瘀，止血调经。

（六）《实用推拿按摩技法》治疗崩漏技法

【取穴】以中脘、神阙、关元、中极、子宫、气海、三阴交、血海、隐白、膈俞、脾俞、肾俞、次髎为主。

【手法】按法、拿法、摩法、推法、擦法、点法、揉法、㨰法等。

【操作步骤】

（1）患者仰卧位，医者在其小腹部行按法、拿法、揉法治疗5分钟左右；然后再以逆时针方向做摩法治疗3分钟；最后在患者腹部自下而上做双手的掌平推法治疗反复3遍。

（2）患者俯卧位，医者在其腰骶部行按法、揉法、滚法治疗5分钟左右；然后横擦腰骶部，以患者有温热感为宜，最后在其脊柱上及两侧（督脉和膀胱经在背部的循行部位）自上而下做掌平推法的治疗反复3遍。

（3）点穴：中脘、神阙、关元、中极、子宫、气海、三阴交、血海、隐白、膈俞、脾俞、肾俞、次髎。

【辨证加减】

（1）血热：以泻法点血海、水泉、内关，其余穴互用平补平泻法。

（2）血瘀：在腹部做摩法时应采用逆时针的方向，在点穴时除关元、神阙、脾俞、肾俞外均用泻法。

（3）肾虚：在双足底涌泉穴处做擦法的治疗，以患者足底部感觉发热为宜，点穴时均采用补法。

（4）脾虚：患者俯卧位时，在其腰背部（相当于脾俞和胃俞的部位）做擦法治疗，以患者有温热感为宜，点穴时以补法为主。

（七）《实用推拿学》治疗崩漏技法

【取穴】中脘、气海、关元、中极、八髎、脾俞、胃俞、血海、三阴交、肾俞等。

【手法】四指推法、摩法、振法、点法、擦法、拿法、按揉法等。

【操作步骤】

（1）患者仰卧位，医者施摩法于腹部，重点作用于中脘、气海、关元、中极诸穴约 10 分钟；施振法于少腹部约 2 分钟；点按中脘、气海、关元、中极穴，每穴 0.5 分钟。

（2）患者俯卧位，医者施四指推法于脾俞、胃俞、肾俞、八髎穴约 8 分钟；按揉脾俞、胃俞、肾俞、血海、三阴交，以酸胀为度。

【辨证加减】

（1）血热内扰：加点按委中、蠡沟穴，每穴 0.5 分钟，按揉大椎穴 2 分钟。

（2）气不摄血：延长中脘摩腹时间，重点按脾俞、胃俞，施擦法于脾俞、胃俞，透热为度。

（3）肾阳亏虚：横擦肾俞、命门、八髎，直擦督脉、膀胱经，均透热为度。

（4）肾阴亏虚：按揉肾俞、三阴交、太溪穴，施擦法于肾俞、脾俞、胃俞，透热为度。

（5）瘀滞胞宫：按揉肝俞、膈俞、期门、章门，每穴约 0.5 分钟，拿血海、三阴交、阴陵泉约 0.5 分钟。

【按语】医者在治疗崩漏时，血热内扰加按委中、蠡沟、大椎。委中属多血少气之膀胱经，点按委中穴能活血泻热；蠡沟属肝经，又为肝之络穴，连于胆，点按蠡沟穴可疏肝利胆，增强肝之清热行气之功；大椎穴属督脉，诸阳经交汇之处，点按大椎穴清热泻火作用强。气不摄血则延长摩中脘时间，以温养脾胃；擦脾俞、胃俞则能健运脾胃，促进气血生成转化。肾阳亏虚则擦肾俞、命门、八髎等腰骶部腧穴，"腰为肾之府"，擦腰骶部可补肾阳，加之擦法产热，温热作用较强，加强了温阳补肾的作用。肾阴亏虚则按揉肾俞、三阴交、太溪等滋阴作用强的穴位；按揉肾俞则偏于补肾。瘀滞胞宫则按揉肝俞、膈俞以活血疏肝；按揉期门、章门则偏于行气；拿血海、三阴交、阴陵泉以除湿行瘀活血，诸穴合用共奏活血化瘀之功效。

（八）《中华腹部推拿术》治疗崩漏技法

1. 血热

【取穴】建里、中脘、太溪、百会、带脉、关元、三阴交、阴陵泉等。

【手法】按法、拿法、揉法、摔法、擦法、点法、捏法、推法等。

【操作步骤】

（1）患者仰卧位，医者蘸少许润滑剂，先在腹部揉、按、推、擦3～5分钟，点按建里、中脘、关元穴各1分钟，双手沿两肋间隙梳运3～5次，接着在小腹两侧、两大腿内侧施以擦法2～4分钟，拿捏带脉穴3次。

（2）患者仰卧位，医者揉擦、推按阴陵泉、三阴交、太溪各2～3分钟；然后医者在两腿内侧，沿大腿足面方向做推、擦法2～4分钟；最后按揉百会穴不少于3分钟。

（3）患者俯卧位，医者在腰背部施以揉、摔、推、按2分钟，然后在腰骶部施横推、横擦法，结束操作。

2. 脾肾两虚

【取穴】关元、气海、梁门、足三里、肾俞、脾俞、建里、中脘、百会、三阴交等。

【手法】按法、拿法、揉法、滚法、摩法、捏法、擦法、推法等。

【操作步骤】

（1）患者仰卧位，医者蘸少许润滑剂，先在腹部揉、按、推、擦2～4分钟；点按建里、梁门、气海、中脘、关元穴各1分钟；做小腹部团揉、摩法2分钟。

（2）医者推拿捏足三里、三阴交各1分钟，然后揉按百会穴2分钟。

（3）患者取俯卧位，医者在腰背部施以揉、滚、推、按2～3分钟，接着揉推脾俞、肾俞、关元、气海俞各1分钟，然后做腰骶部擦法，结束操作。

3. 血瘀

【取穴】膻中、章门、期门、太溪、膈俞、气海、三焦俞、百会、三阴交等。

【手法】按法、揉法、滚法、点法、擦法、推法等。

【操作步骤】

（1）患者仰卧位，医者蘸少许润滑剂，逆任脉方向推膻中36次，然后按揉期门、章门各2分钟，接着揉按腹部2～4分钟，重点在小腹部，按揉毕，点按气海、中极、关元穴各1分钟，然后再推擦期门、章门各1分钟。

（2）患者俯卧位，医者先揉按摩擦百会2分钟，接着揉按背部2分钟，然后点按膈俞、三焦俞、次髎各1分钟，拿捏三阴交，结束操作。

【按语】本技法从血热、脾肾两虚、血瘀等三个证型论述了崩漏的基本推拿治疗方法。血热型，点按建里、中脘二穴以调理脾胃、清泻胃热；揉擦、推按太溪以滋肾阴清热；百会位于巅顶，升举力强，揉按本穴以固崩；带脉约束诸经，防止血液外行；关元温阳暖宫；揉擦三阴交以健脾，增强脾统血的功能。脾肾两虚型，揉、按、推、擦关元、气海以补气温阳；点按建里、中脘、梁门、足三里以调理脾胃，促进气血的生成；揉推肾俞、脾俞二穴能补益脾肾，温肾阳、补脾阳以固冲任、制约经血；揉擦、推按太溪以滋肾阴；揉按百会升举止崩。血瘀型，按揉章门、期门、膻中以行气，气行则血行；点按膈俞则长于补血活血，瘀血除则冲任气血调和；点按气海穴则偏于补气，点按三焦俞则能调畅上、中、下三焦气机，点按百会有升阳举陷之功。本技法中有补有泻、有升有降，瘀去则血行如常。

（九）《推拿大成》治疗崩漏技法

【取穴】腹部、关元、气海、阴陵泉、血海、关元俞、气海俞、八髎等。

【手法】推法、揉法、摩法、按揉法等。

【操作步骤】摩腹，揉腹，一指禅旋推关元、气海，按揉血海、阴陵泉、三阴交，推关元俞、气海俞，按揉八髎。

【辨证加减】

（1）血热：加推心俞、肝俞，按揉阳陵泉、涌泉，拿风池，按揉翳风。

（2）气虚：加揉中脘，按揉足三里，推脾俞、胃俞、肾俞，揉肾俞、命门。

【按语】医者治疗本病以前后配穴为主要治疗方法，采用旋推关元、气海，以益气调经；按揉血海、阴陵泉、三阴交，以调经摄血，配合推关元俞、气海俞，按揉八髎，增强补气温阳作用。对于血热者，加推心俞、肝俞能清泻心肝之火；按揉阳陵泉能疏泄肝胆经之热；涌泉为肾经之首穴，按揉此穴能滋肾阴、清热生津；拿风池，按揉翳风，则偏于清热祛风。对于气虚者，加揉中脘、足三里，推脾俞、胃俞，能健脾胃，促进气血生化；揉肾俞、命门能补肾，脾肾同补，先后天得到充养，气血之源充盈。

（十）《实用按摩推拿大全》治疗崩漏技法

1. 血热

【取穴】关元、气海、三阴交、血海、然谷、水泉等。

【手法】按法、拿法、推法、点法、摩法等。

【操作步骤】患者仰卧位，医者点按关元、气海；施用提拿足三阴法；点按血海、然谷、水泉、三阴交。

【按语】本技法治疗血热型崩漏，以清热凉血止血为主要治疗原则。施用点按关元、气海，以补益元阳、温固下元、培肾固本；施用提拿足三阴法，点按血海、然谷、水泉、三阴交，以理气和血、祛瘀清热、凉血止血、滋阴潜阳。

2. 气虚

【取穴】脾俞、肾俞、足三里、关元、八髎等。

【手法】按法、拿法、点法、搓法等。

【操作步骤】

（1）患者侧卧位，医者以拇指点按脾俞、肾俞，施以搓八髎法。

（2）患者仰卧位，施用提拿足三阴法，点按足三里、关元。

【按语】本技法治疗气虚型崩漏，以补气、固冲、摄血为治疗原则。点按脾俞、肾俞，施以搓八髎法，以补益肾气、调和脾胃、调和营血；施用提拿足三阴法，点按足三里、关元，以补益虚弱、调理脾气、调和气血、培肾固本。

3. 血瘀

【取穴】肝俞、三焦俞、五枢、维道、曲骨、膻中、血海、行间、三阴交等。

【手法】按法、拿法、点法、搓法等。

【操作步骤】

（1）患者侧卧位，医者以拇指点按肝俞、三焦俞。

（2）患者仰卧位，医者点按五枢、维道、曲骨、膻中，施用提拿足三阴法，点按血海、行间、三阴交。

【按语】本技法治疗血瘀型崩漏，以行气、活血、化瘀为治疗原则。点按肝俞、三焦俞，以通利三焦之气、泄热调气；点按五枢、维道、曲骨、膻中，以补益中气、培元助气化、通调冲任、散瘀行滞；施用提拿足三阴法，点按血海、行间、三阴交，以调和气血、疏通经络。

4. 肝肾阴虚

【取穴】肾俞、腰阳关、关元、水分、阳陵泉、三阴交、太溪。

【手法】按法、拿法、点法、运法、按法、颤法等。

【操作步骤】

（1）患者侧卧位，医者以拇指点按肾俞、腰阳关，点按关元、水分。

（2）患者仰卧位，医者施以运法、颤法，点按阳陵泉、三阴交、太溪。

【按语】本技法治疗肝肾阴虚型崩漏，以滋补肝肾为治疗原则。拇指点按肾俞、腰阳关，以调补肾气、强健腰膝；点按关元、水分，以补益下元、分利水谷、利水消肿；在阳陵泉、三阴交、太溪施以运法、颤法、点按法，共达滋阴养血、补益肝肾、固冲止血之功。

四、验案举隅

（一）石学敏治疗崩漏医案

叶某，女，33 岁，1989 年 9 月 17 日就诊。患者诉自 1986 年生第 1 胎后，每于经期下血量多，淋漓不尽，每次带经 10 余天，用纸两包多。于半年前阴道出血淋漓不断，血色紫暗质稠，挟有黑色血块，小腹胀痛。往某医院就诊，诊为功能失调性子宫出血，服西药约半年无明显疗效，遂来我科就诊。查体：精神弱，表情淡漠，唇色暗淡，经色紫暗挟有黑色小血块，小腹疼痛拒按，舌质暗，脉沉弦。妇科 B 超无异常。

诊断：崩漏，瘀血型。

治则：活血化瘀，止血调经。

取穴：关元、中极、血海、行间、三阴交、膈俞、肝俞、脾俞、三焦俞等。

手法：按法、揉法、推法、拿法等。

操作步骤：

（1）患者仰卧位，医者用腹部掌按法施于关元、中极穴，每穴按压 5 分钟，用腹部掌揉法于下腹部反复揉动 2

分钟；用拇指禅推法于血海、行间、三阴交穴，每穴操作1分钟。

（2）患者俯卧位，医者用拇指按法于膈俞、肝俞、脾俞、三焦俞，每穴操作1分钟。手法毕，患者主诉小腹部温热，疼痛减轻。

按语：本例崩漏是由于血瘀所致。用腹部掌按法于关元、中极穴，以调理冲任；用一指禅推法于血海、行间、三阴交穴，用拇指按法于膈俞、肝俞、脾俞、三焦俞，以活血化瘀、止血调经。

（二）《中医推拿学教学病案精选》治疗崩漏医案

刘某某，30岁，女，1991年7月20日就诊。主诉：经血淋漓不止70天。病史：5月20日月经来潮，血量甚多，色紫暗，挟有血块，下腹坠胀，腰酸，头晕，乏力。经血持续10天未止，到妇科诊治，予以黄体酮、已烯雌酚等药物治疗，血量减少，但仍淋漓不断。6月中旬改服中药，亦未见效。现精神倦怠，食欲甚差，大便无规律，怕冷。10年前足月顺产一胎，哺乳1年，产后第1次月经后放环，以往月经正常。

诊断：崩漏，肝肾两虚型。

治则：调理冲任，温补脾肾兼化瘀。

取穴：脾俞、命门、八髎、隐白、三阴交、肾俞、志室等。

手法：按法、揉法、推法、搓法、点法、拿法等。

操作步骤：

（1）患者俯卧位，医者在其脾俞、胃俞、命门、分别做掌揉、掌搓法，使其腰骶部有温热感；按上述各穴，共施术 10 分钟；以拇指或肘尖轻按隐白、三阴交、肾俞、志室及八髎穴，施术 10 分钟。

（2）患者仰卧位，医者用两手拇指和食指同时捏两侧行间穴 1～2 分钟；用两手拇指甲缘同时间隙掐两侧隐白穴 1～2 分钟；用拇指或中指同时按压两侧阳陵泉穴 1 分钟；用拇指或中指同时按压两侧三阴交穴 1 分钟。

（3）医者在腹部行环形掌推法，在下腹部行轮状掌揉法和横形掌搓法，使其下腹部有温热感，约 10 分钟左右。

（4）患者正坐，医者捏拿颈肩部，点双曲池穴后结束。

按语：本例的病因病机是平素脾运不健，加之思虑耗伤，气虚下陷，致使经血不下，脾损及肾，脾肾阳虚见脉气不利，气滞则瘀，瘀血不去则新血不能归经。经血久漏坠胀、大便无常、精神倦怠，此为脾阳虚；腰酸、形寒肢冷、舌体胖淡有齿痕、脉沉弱等，此为肾阳虚；经色紫暗挟血块、久漏不止，此为瘀血之征。故本例是一个脾肾阳虚挟瘀血的混杂型。在治法方面，腰为肾府，搓揉腰骶，按压肾俞、志室、命门等穴可温补肾阳；八髎穴是治疗泌尿生殖系统疾病的要穴；任脉行于腹中线，冲脉与肾经相合行于任脉旁开五分，摩揉腹部以温煦任脉、冲脉、肾及胞宫。

第六节 痛经

一、概述

凡在经期或经行前后，出现周期性小腹疼痛，或痛引腰骶，甚至剧痛晕厥者，称为"痛经"。亦称"经行腹痛"。

本病多由肾气亏损、气血虚弱、气滞血瘀、寒凝血瘀和湿热蕴结等致气血运行不畅而成，与冲任、胞宫的周期性生理变化密切相关。其病机在于邪气内伏或精血素亏，值经期前后冲任二脉气血的生理变化急骤，致使胞宫的气血运行不畅。根据"六腑以通为用"、"痛则不通"的病理生理特点，中医治则以通调气血为主。辨寒热、阴阳、虚实，施以散寒清热、行气活血、滋阴温阳、健脾疏肝等治法。

西医的子宫内膜异位症、子宫腺肌病、慢性盆腔炎等，见有周期性小腹疼痛，或痛引腰骶，甚至剧痛晕厥为主要症状者，均可参考本病辨证施治。

二、诊断要点

（1）症状：经期或经期前后，出现周期性下腹部疼痛，剧烈难忍，以致影响工作及生活。

（2）妇科检查：无盆腔器官器质性病变。

三、推拿技法

（一）《中国推拿》治疗痛经技法

【取穴】以肝俞、脾俞、肾俞、八髎、气海、关元、归来、血海、阴陵泉、三阴交等为主。

【手法】一指禅推法、摩法、揉法、按法、搓法、擦法等。

【操作步骤】

（1）患者俯卧位，医者立或坐于其身侧，以点压法作用于肝俞、脾俞、肾俞、八髎等穴，每穴 1～2 分钟，然后以四指推法或㨰法治疗腰骶部 5～8 分钟。

（2）患者仰卧位，医者点按关元、气海、归来、血海、阴陵泉、三阴交等穴，每穴 1～2 分钟，然后以摩法施于小腹部，治疗约 10 分钟。

（3）直擦背部督脉及横擦腰骶部八髎穴，以透热为度。

【辨证加减】

（1）气滞血瘀：加点揉期门、日月、膻中、太冲、行间等穴，并在足厥阴肝经膝至踝部施以擦法治疗，以透热为度。

（2）寒湿凝滞：在腰骶部督脉和小腹的冲、任二脉作擦法，以透热为度。

（3）气血虚弱：加点按命门、气海、足三里等穴，并在足太阴脾经和足阳明胃经膝以下至踝部施以擦法治疗，以透热为度。

（4）棘突偏歪及轻度压痛，可对偏歪棘突用旋转复位（或斜板）手法纠正棘突偏歪。

【按语】金宏柱教授，博士生导师，从医 30 多年，擅长运用中药、针灸、推拿和气功等多种疗法诊治内、妇、儿各科常见疾病及疑难杂症，更擅长综合各种疗法诊治伤科、外科各种痛症，且具有显著的治疗效果和独到的临床经验。金宏柱教授作为针灸推拿学科的学术带头人，以"针灸推拿疗法防治脊柱和脊柱相关性疾病"和"中医运动保健处方"为研究方向。医者治疗本病时，先点压肝俞、脾俞、肾俞、八髎各穴，以调理各脏腑，使肝藏血、脾统血、肾藏精，激发膀胱经经气，提高各脏腑生理机能，使五脏六腑功能正常，则能化生气血濡养胞宫。气海、关元二穴为元气元阳汇聚之所，按揉此二穴能补气温阳。归来位于小腹部，点按归来能疏通局部气血以缓急止痛。血海、阴陵泉、三阴交三穴相配伍，能疏泄肝气、除湿消瘀、活血通经止痛。

（二）《实用推拿学》治疗痛经技法

【取穴】以气海、关元、肾俞、八髎等为主。

【手法】一指禅推法、摩法、揉法、四指推法、按法、擦法、振法、提拿法等。

【操作步骤】

（1）患者仰卧位，医者坐于右侧用摩法作用于小腹部约10分钟，由轻到重；施一指禅推法或揉法于气海、关元穴约5分钟；施振法于小腹部约2分钟，提拿两内收肌约2分钟。

（2）患者俯卧位，医者施四指推于肾俞及八髎穴，以酸胀为度，点按肾俞、八髎穴，每穴1分钟；施擦法于八髎穴，以透热为度。

【辨证加减】

（1）气滞血瘀：加按揉章门、期门、肝俞、膈俞穴，每穴约0.5分钟，加拿血海、三阴交、阴陵泉穴，每穴约0.5分钟。

（2）寒湿凝滞：直擦背部膀胱经与督脉，横擦肾俞、命门，以透热为度。按揉血海、三阴交、阴陵泉约0.5分钟。

（3）阳虚内寒：按揉肾俞、命门、十七椎约1分钟，直擦肾俞、督脉经以热为度。

（4）湿热下注：点按委中、蠡沟约 0.5 分钟，按揉大椎穴约 2 分钟。

（5）气血虚弱：按揉脾俞、胃俞、肾俞、血海、足三里穴，每穴 0.5 分钟，施擦法于脾俞、胃俞、肾俞，以热为度。

【按语】近年来对痛经的推拿治疗比较有代表性的手法有经穴按揉法、腹部摩法和腰骶擦法 3 种。按照中医经络学说和中医推拿辨证施治原则，循经取穴的经穴按揉疗法主要选择任脉的气海和关元穴，以按揉法操作；摩腹疗法频率有快慢，呈顺、逆时针方向交替摩腹；腰骶擦法，实证痛经主要选择督脉和膀胱经擦腰骶部纵向或横向的腧穴连线（如上髎、次髎、中髎、下髎的纵向连线，大肠俞、腰阳关的横向连线），擦法操作注重"直、长、匀"，小鱼际直擦法或横擦法易使局部透热。以上穴位和手法共同作用，使滞于胞宫之瘀血得消、气机通畅，气血运行恢复正常。

（三）《中华推拿奇术》治疗痛经技法

1. 气滞血瘀

【取穴】气海、中极、归来、太冲、蠡沟、血海、肝俞、膈俞。

【手法】按法、揉法、推法、运法、擦法、摩法等。

【操作步骤】

（1）患者仰卧位，医者位于患者左侧，施腹部掌按法于气海、中极穴，持续按压，每穴按压 3 分钟，使患者腹部、腰部、会阴、两股内侧出现温热感。

（2）施掌揉法运法于小腹部，操作 2 分钟。

（3）用掌擦法摩擦两胁部，反复操作 3 分钟。

（4）施拇指按、揉法或一指禅推法于太冲、蠡沟、血海穴，每穴操作 1 分钟，得气为度。

（5）患者俯卧位，医者位于患者右侧，施拇指按、揉法或一指禅推法于膈俞、肝俞，操作 5 分钟。

2. 寒湿凝滞

【取穴】神阙、中极、地机、血海、膈俞、肝俞、脾俞、三焦俞、肾俞、膀胱俞、八髎。

【手法】按法、摩法、揉法、推法等。

【操作步骤】

（1）患者仰卧位，医者位于患者左侧，施腹部掌按法于神阙穴，持续按压 5 分钟，以患者下腹部温热为度。

（2）施腹部掌团摩法于脐周部，反复团摩 3 分钟。

（3）施拇指按法或揉法于地机、血海穴，每穴操作 2 分钟。

（4）患者俯卧位，医者位于患者右侧，施拇指按、揉法或一指禅推法于肝俞、膈俞、脾俞、三焦俞、肾俞、膀胱俞、八髎穴，操作约 5 分钟。

3. 气血虚弱

【取穴】中脘、气海、关元、足三里、三阴交、膈俞、肝俞、脾俞、胃俞、八髎。

【手法】按法、推法、揉法、摩法、擦法等。

【操作步骤】

（1）患者仰卧位，医者位于患者左侧，施腹部掌按法于中脘、气海、关元穴，每穴持续按压 5 分钟。

（2）施掌揉法及掌团摩法于全腹部，重点施法于胃脘部，反复揉摩2分钟。

（3）用拇指按法、揉法或一指禅推法于足三里、三阴交穴，每穴操作1分钟，以得气为度。

（4）患者俯卧位，医者位于患者右侧，施拇指按、揉法或一指禅推法于膈俞、肝俞、脾俞、胃俞穴，操作5分钟；再施擦法于背部膀胱经，以透热为度。

【按语】石学敏院士，博士生导师，其坚持"中西结合、融西贯中"的原则，针药并用，形神兼备。其创立的"醒脑开窍针刺法"治疗中风病取得了显著疗效，创造了世界医学史上的神话。他率先提出针刺手法量学理论，并开展相关研究，对捻转补泻手法确定了新定义和量化操作，使传统针刺手法向规范化、量化发展，极大地推动了中医现代化进程。本技法中，气滞血瘀者用拇指按、揉太冲、三阴交，其中太冲属肝经，偏于疏泄，能疏肝理气；三阴交通于肝、脾、肾三经，能健脾疏肝、活血行气。寒湿凝滞者按、揉地机、阴陵泉，二穴均属于脾经，地机活血化瘀的作用强，阴陵泉偏于除湿利水行滞。气血虚弱者则掌按或揉推中脘、脾俞、胃俞三穴以健运脾胃，促进水谷精微化生气血。通过以上共同作用，以补益气血、活血除滞、调经止痛。

（四）骆竞洪等治疗痛经技法

1. 气滞血瘀

【取穴】期门、归来、气冲、五枢、府舍、带脉、肾俞、阴廉、五里、阴陵泉、阴包。

【手法】摩法、推法、按法等。

【操作步骤】

（1）患者仰卧位，医者以两手四指分置脊柱正中至阳穴两侧，拇、食指分开，抱定胸部，自背后向胸前斜摩至期门穴止3～5分钟。

（2）患者仰卧位，医者以两手四指掌侧或一手四指掌侧并置于左或右小腹部近髋骨内缘归来、气冲穴处，用指端长按1～3分钟。

（3）患者仰卧位，医者以一手食、中指或二、三、四指掌侧并置于小腹部左或右侧归来、气冲穴，反复横摩5～10分钟。

（4）患者仰卧位，双下肢伸直，医者以两手四指置于股内上方阴廉、五里穴处，自上向下逐步下移，经阴包至膝下阴陵泉穴处止，反复操作3～5分钟。

（5）患者俯卧位，双下肢微屈曲，医者先以左或右手四指掌侧自髂骨上五枢穴起，沿髂骨缘自外向内下方摩动至气冲穴1～2分钟。再以两手四指掌侧并置髂骨内侧府舍、归来、气冲穴处着力向下按压，反复操作3～5分钟。

（6）患者俯卧位，医者以两手拇指分置脊柱两侧肾俞穴处，其余四指分别置于腰际，自内向外下方分推至带脉穴止，反复操作3～5分钟。

2. 寒湿凝滞

【取穴】 至阳、期门、外陵、大巨、水道、归来、气冲、府舍、急脉、肾俞、志室、小肠俞、照海、隐白、三阴交、悬钟。

【手法】 按压法、摩法等。

【操作步骤】

（1）患者仰卧位，医者以两手四指掌侧分置脐旁天枢穴处，自上向下经外陵、大巨至水道穴止，反复摩动5～10分钟。

（2）患者仰卧位，医者以两手拇指掌侧分置下腹部两侧气冲穴处，或两手指掌侧分置气冲、急脉穴处，或两手拇指掌侧分置气冲、急脉穴处长按2～5分钟。

（3）患者侧卧位，双下肢微屈曲，医者先以左或右手四指掌侧自髂骨上五枢穴起，沿髂骨缘自外向内下方摩动至气冲穴1～2分钟，再以两手四指掌侧并置髂骨内侧府舍、归来、气冲穴处着力向下方按压；反复操作3～5分钟。

（4）患者侧卧位，医者以一手四指掌侧置髂前上棘处，另一手置髂骨内上缘维道穴处，自上向内下方经府舍、归来、气冲穴止，反复交替斜摩5～10分钟。

（5）患者侧卧位，左或右下肢屈曲，医者以左或右手四指置于踝关节下方，自照海穴，经然谷至足大趾端之隐白穴，点按1～2分钟；再以一手拇指掌侧点按足大趾顶端3～5次；以左或右手四指置三阴交穴处长按，拇指置足外踝上方悬钟穴长按2～5分钟。

（6）患者俯卧位，医者以两手四指分置脊柱正中之至阳穴两侧，拇、食指分开，抱定胸部，自背后向胸前斜摩至期门穴止3～5分钟。

（7）患者俯卧位，医者以一手或两手四指并置于胃俞、胃仓穴平高处，向下直摩，经肾俞、志室穴至小肠俞穴止，反复操作3～5分钟。

3. 气血虚弱

【取穴】腹哀、章门、关门、太乙、商曲、大横、天枢、腹结、外陵、归来、气冲。

【手法】横摩法、斜摩法、按压法、点按法等。

【操作步骤】

（1）患者仰卧位，医者以一手四指或两手四指掌侧并置于腹部左或右侧之腹哀、章门穴处，经关门、太乙、商曲至对侧腹哀、章门穴处止，反复横摩5～10分钟。

（2）患者仰卧位，医者站其头部前方，以两手拇指掌侧对置于腹部左或右侧之腹哀、关门穴处，其余两手四指分置其两侧，自上向下推动，经大横、天枢、腹结、外陵至归来穴止，反复推动3～5分钟。

（3）患者仰卧位，医者以两手四指分置腹部两侧章门穴处，自外向内将腹部肌肉挤起，然后两手交叉扣拢，两手四指掌侧置腹部一侧，拇指掌侧置腹肌另一侧，自两侧之关门、太乙、滑肉门穴平高处，逐渐下移至天枢、水道、归来穴处止，反复拿提3～5次。

（4）患者侧卧位，双下肢微屈曲，医者先以左或右手四指掌侧自髂骨上五枢穴起，沿髂骨缘自外向内下方摩动至气冲穴1～2分钟；再以两手四指掌侧并置髂骨内侧府舍、归来、气冲穴处着力向下按压，反复操作3～5分钟。

（5）患者俯卧位，医者用食指背屈，置于脊柱两侧，自大杼穴平高处之肋间隙，自上向下沿肋间向下点按至膈俞穴止2～5分钟。

（6）患者俯卧位，医者以两手拇指分置脊柱两侧大杼穴平高处，两手其余四指分别固定于两腋下，自上向下呈直线挤推脊柱两侧之竖棘肌，至膈俞穴平高处止，反复操作 3~5 分钟。

【按语】本技法将痛经分为气滞血瘀、寒湿凝滞、气血虚弱三型论治。对于气滞血瘀型，治疗时施摩法于期门、带脉等疏泄作用较强的穴位，以疏肝行气；按压府舍、归来、气冲，以理气止痛；点按五枢、阴廉、五里，以疏肝利胆、行气解郁；推肾俞至带脉，以补肾束带，防止疏泄太过。对于寒湿凝滞型，治疗时斜摩至阳至期门，以通诸阳，阳气盛则寒自除；摩外陵、大巨、水道、归来、气冲、府舍等脾胃经穴位以健脾胃，促气血生化；点按隐白、照海、然谷，以健脾益肾；长按三阴交、悬钟，以补益一身之精髓，壮阳除寒。对于气血虚弱型，治疗时摩腹哀、腹结、关门、太乙、外陵、归来、气冲等脾胃经腧穴以健运脾胃，促进精微物质的生成转化，输布于全身而濡养胞宫；点章门穴以疏肝行气。以上诸法合用，共达调理冲任气血，调经止痛之效。

（五）《现代推拿学》治疗痛经技法

【取穴】

（1）主穴：气海、关元、肾俞、八髎等。

（2）配穴：章门、期门、肝俞、膈俞、血海、三阴交、命门、脾俞、胃俞、足三里。

【手法】摩法、一指禅推法、揉法、揉法、按法、擦法等。

【操作步骤】

（1）腹部操作：患者仰卧位，医者坐于右侧，用摩法按顺时针方向在小腹部治疗，然后用一指禅推法或揉法在气海、关元治疗。

（2）腰背部操作：患者俯卧位，医者站于右侧，用滚法在腰部脊柱两旁及骶部治疗；然后用一指禅推法或按法治疗肾俞、八髎，以酸胀为度；最后于骶部八髎穴用擦法治疗，以透热为度。

【辨证加减】

（1）气滞血瘀：加按、揉章门、期门、肝俞、膈俞，拿血海、三阴交，以酸胀为度。

（2）寒湿凝滞：加直擦背部督脉，横擦腰部肾俞、命门，以透热为度；按、揉血海、三阴交。

（3）气血虚弱：加直擦背部督脉，横擦左侧背部，以透热为度，摩腹时加揉中脘，按揉脾俞、胃俞、足三里。

【按语】医者治疗痛经时，在小腹部运用摩法以调理小腹部气血，顺时针旋转偏于补益，随即用一指禅推或揉法作用于气海、关元以补气温阳，调理胞宫，肾俞属膀胱经，为肾之背俞穴，通于肾脏，以补肾温阳。肾为先天之本，元气之根，主藏精气，是人体生长、发育和生殖的根本；而且精又为化血之源，直接为胞宫提供物质基础，擦八髎以透热为度，能温暖腰骶，散寒调经，以调理气血冲任，温经止痛。

（六）《中华腹部推拿术》治疗痛经技法

1. 气滞血瘀

【取穴】三阴交、石门、气海、膻中、三焦俞、肝俞、胆俞、膈俞、太冲、期门、章门、足三里。

【手法】推按法、揉法、拨法、擦法、搓法等。

【操作步骤】

（1）患者仰卧位，医者蘸少许润滑剂，逆推膻中穴36次，按揉期门、章门穴各1分钟，然后在太冲穴上施一指禅揉法，推法约1分钟，接着从左季肋处开始向侧施推运法。继而揉按中极、气海、三阴交、石门穴各1～2分钟。

（2）患者仰卧位，医者双手沿两肋间隙向两侧分运数次，然后揉按期门、章门穴各1分钟，拿捏足三里2分钟，泻太冲穴1分钟。

（3）患者俯卧位，医者在腰背部施以推、揉、滚、摩法3～5分钟，然后逆足太阳膀胱经走向，推、擦、揉、按三焦俞、肝俞、胆俞、膈俞各1～2分钟，拨三焦俞、膈俞大筋数次，拿捏足三里，结束操作。

2. 寒凝胞宫

【取穴】归来、中极、石门、关元、气海、命门、腰阳关、肾俞、三焦俞、大椎、足三里、三阴交。

【手法】点按法、揉法、推法、运法、滚法、擦法、拨法等。

【操作步骤】

（1）患者仰卧位，医者蘸少许润滑剂在腹部施以揉、摩、运、推手法3～5分钟，然后点按归来、石门、关元、气海、中极各1分钟，拿带脉，拿捏足三里、三阴交各1分钟。

（2）患者俯卧位，医者逆推腰背部七次，然后逆向施以滚、揉、摩、擦、运法3～5分钟，接着点按三焦俞、肾俞、腰阳关、命门各1分钟。腰骶部施以横推、横擦法数分钟。

（3）患者坐位，医者立于患者背后，在肩背部施以拿捏、揉、滚法1～2分钟，点按大椎穴1～2分钟，结束操作。属阳虚者，应去归来、关元、中极、气海穴，改揉按建里、中脘、梁门穴。

3. 气血虚弱

【取穴】建里、中脘、气海、关元、天枢、足三里、三阴交、膏肓、脾俞、胃俞、三焦俞。

【手法】按法、揉法、推法、拿法、拨法、滚法等。

【操作步骤】

（1）患者仰卧位，医者蘸少许润滑剂在腹部先施以按、揉、推、擦、摩法3～5分钟，依次点按天枢、建里、中脘、气海、关元穴，拿捏足三里、三阴交穴，每穴1分钟，然后沿任脉方向，向上提拿腹肌7次，接着顺时针方向揉按腹部2～3分钟，拨足三里、三阴交穴处大筋数次。

（2）患者俯卧位，医者沿足太阳膀胱经方向，在腰背、腿部施以推、揉、滚、摩法3～5分钟，然后点按膏肓、脾俞、胃俞、三焦俞，每穴1～2分钟，最后拨三焦俞、膏肓、胃仓穴大筋，结束操作。

（七）《推拿名家朱春霆学术经验集》治疗痛经技法

【取穴】气海、关元、太溪、三阴交、肾俞、八髎、血海、腰阳关。

【手法】揉法、按法、摩法、推法等。

【操作步骤】

（1）患者仰卧位，先用摩法顺时针在小腹部治疗3分钟，再逆时针方向摩2分钟，以微热为度。以手指振颤法点按气海、关元各1分钟，接着点按太溪、三阴交、血海等穴。

（2）患者俯卧位，医者先用揉按法放松腰部肌肉，点按肾俞、八髎穴各 2 分钟。

（3）再用活络油擦腰骶部，重点为八髎穴，配合推压膀胱经腰骶部，以透热为度。

【按语】朱春霆（1906～1990 年），字维震，江苏嘉定人，为嘉定黄墙中医内外科第六代传人，师从江苏邛江一指禅推拿名师丁树山学习推拿医术，学成之后悬壶泸上，擅治内、外、妇、儿、伤及五官科各类疾患，多次应召赴中南海为中央首长治病。1957 年国家专家局授予朱氏"推拿专家"称号，1959 年朱氏创立中国第一所推拿学校——上海中医学院附属推拿学校，为培养中医推拿专科人才作出了重大贡献。

痛经是青年妇女较常见的病患，由于学习、工作压力增大，平时难以正常休息和就餐造成人体长时间处于一种紧张状态，导致神经系统的调节紊乱与内分泌失调，出现各种各样的病证。推拿通过刺激特定部位，产生一定的生物信息，通过信息传递系统输入到有关脏器，从而对失调的内分泌与神经系统起到调整作用，对痛经症状起到治疗作用。至于由炎症感染、子宫先天性畸形等因素所致的痛经，则要配合其他途径治疗。

(八)《推拿大成》治疗痛经技法

【取穴】以气海、关元、中极、水道、气冲、大肠俞、三阴交、八髎为主。

【手法】推法、揉法、摩法、按揉法、拿法、旋推法。

【操作步骤】

（1）患者仰卧位，摩小腹，揉小腹，旋推关元、气海、中极、水道、气冲，拿三阴交。

（2）患者俯卧位，推大肠俞，按揉大肠俞，推八髎，按揉八髎。

【辨证加减】

（1）气滞血瘀：加按揉肝俞期门、行间，搓两胁。

（2）寒湿凝滞：加推脾俞、肾俞、命门，按揉足三里。

（3）气血虚弱：加揉中脘，按揉足三里、脾俞、胃俞，推膀胱经。

（九）《中国推拿大成》治疗痛经技法

【取穴】以气海、关元、中极、血海、阴陵泉、三阴交、肾俞、八髎为主。

【手法】一指禅推法、摩法、按法、揉法、擦法等。

【操作步骤】

（1）患者仰卧位，医者坐其右侧，用右手在患者的下腹部做掌摩法（从患者右下腹开始向上与脐平后，向左移动至脐侧，再向下与中极穴位平，继向右下腹移动，如此反复，手法移动要缓慢）约 10 分钟；再用一指禅推法于气海、关元、中极穴，每穴 2～3 分钟；拇指按揉法施于双侧的血海、阴陵泉、三阴交穴，每穴 2 分钟。

（2）患者俯卧位，医者坐或立其体侧，用拇指按揉肾俞和八髎穴，每穴 2～3 分钟，随后用擦法擦肾俞和八髎穴，以透热为度，结束治疗。

【辨证加减】

（1）气滞血瘀：在基本操作法完成后，患者坐位，医者立其体侧，在肝俞、膈俞、章门、期门等穴处用一指禅推法或拇指按揉法治疗，每穴 1～2 分钟；医者立至患者身后，在两胁肋部沿肋弓的方向做擦法约 1 分钟，随后由腋下近后侧向腰部自上而下地施抹法，结束治疗。

（2）寒湿凝滞：在基本操作法完成后，于肾俞、八髎穴处给予热敷 5～10 分钟。

（3）气血虚弱：在基本操作手法之前，于上腹部运用揉摩法 5～10 分钟，再用一指禅推法施治于中脘穴约 2 分钟；在完成基本操作手法后，用擦法于背部督脉和膀胱经，以透热为度。

【按语】本技法施用摩腹，一指禅推气海、关元、中极，以培补元气、行气化瘀；施拇指揉法于双侧血海、三阴交、阴陵泉，以活血化瘀、健脾滋阴；按揉肾俞、八髎，并施以擦法，以温肾助阳、散寒化瘀。医者还讲述了自我保健法：患者仰卧位，以一手掌心贴于小腹部，另一手按其手背上，做顺时针方向旋转揉动，约 3 分钟，以益气温阳；患者坐位，以一手拇指罗纹面紧贴三阴交、血海穴，用力按揉 2～3 分钟，以活血化瘀、养阴清热；然后两手掌根紧按腰部，用力上下擦动，动作要快速有力，至发热为止，以盘腰固肾。上述方法每日 1 次，长期坚持可取得较好效果。

（十）《中国推拿治疗学》治疗痛经技法

1. 气滞血瘀

【取穴】气海、关元、太冲、期门、章门、血海、三阴交、肝俞、膈俞、八髎。

【手法】一指禅推法、摩法、㨰法、擦法、按法等。

【操作步骤】

（1）患者仰卧位，医者站其右侧，用一指禅推法推任脉，从阴交至中极往返多次，重点推气海、关元穴，然后用掌摩法摩于小腹部，顺时针方向摩6～8分钟，再用振法于少腹部，使少腹得气感行至上腹，下行至会阴，点揉章门、期门、血海、三阴交，以酸胀为度。

（2）患者俯卧位，医者站其右侧，用一指禅推法推脊柱膀胱经第一侧线，重点推脾俞、膈俞、肝俞、胆俞，每穴0.5～1分钟，然后用擦法擦其两侧膀胱经与督脉，透热为度，重点擦腰骶部。

（3）患者坐位，医者站于右侧，斜擦两胁，从后向前斜擦，以微热为宜。

2. 寒湿凝滞

【取穴】关元、气海、中极、三阴交、肾俞、命门、八髎。

【手法】一指禅推法、揉法、摩法、擦法。

【操作步骤】

（1）患者仰卧位，医者坐其右侧，用掌摩法摩于少腹部，顺时针方向推摩约10分钟，使少腹有微热感；同时推揉气海、关元、中极、三阴交；然后斜擦两侧少腹部，使热透少腹部及会阴部。

（2）患者俯卧位，用一指禅推法推膀胱经、第一侧线及督脉；然后用掌擦督脉和膀胱经，以透热为度；再用全掌横搓腰部使整个腰部有热感，甚可透热至腹部；最后斜擦腰骶部，重点擦两侧八髎穴，擦时以热感传至会阴部为佳。

3. 气血亏虚

【取穴】气海、关元、中脘、下脘、足三里、血海、三阴交。

【手法】一指禅推法、掌摩法、点揉法等。

【操作步骤】患者仰卧位，用掌摩法顺时针方向重点摩揉中脘、下脘、气海、关元，时间约 10 分钟；然后用掌振法振于上述穴位，使腹部有气感；再点揉足三里、血海、三阴交，以酸胀为度；最后用全掌斜擦两侧少腹部，使少腹部有热感。

(十一)《齐鲁推拿医术》治疗痛经技法

1. 气血虚弱

【取穴】肩井、肺俞、厥阴俞、心俞、肾俞、志室、关元、大赫、足三里。

【操作步骤】

(1) 捏拿肩井，膊运肺俞、厥阴俞、心俞、肾俞、志室，掌揉关元、大赫，施壮腰摁擦法、推腹摩运法（见月经先期气虚型）。

(2) 掐揉足三里。

2. 气滞血瘀

【取穴】中极、关元、次髎、地机、血海、环跳、委中等。

【操作步骤】

(1) 指揉中极、关元、次髎、地机、血海，施宽胸按揉法、摁腹叩振法（见月经先期气虚型）、开胸点振法（见月经后期气郁型）及按腹压揉法（见月经后期血寒型）。

（2）膊运环跳，扳拿委中。

3. 寒湿凝滞

【取穴】气海、天枢、维道、居髎、八髎、三阴交、委中。

【操作步骤】

（1）指揉气海，膊运天枢、维道，掐揉居髎，施压脊揉运法，运八髎，施推腹摩运法、搋腹叩振法（见月经先期气虚型），施压脊揉运法（见月经后期痰滞型）、拨络叩挠法（见月经后期血寒型）。

（2）点三阴交，拿委中。

4. 肝肾亏损

【取穴】蠡沟、水泉、照海、太溪、中都、曲泉、四满、中注、命门、肾俞、志室、百会。

【操作步骤】

（1）指揉蠡沟、水泉、照海、太溪、中都、曲泉、四满、中注，掌揉命门，施压脊揉运法（见月经后期痰滞型），施壮腰搋擦法、搋腹叩振法、推腹摩运法（见月经先期气虚型）。

（2）膊运肾俞、志室，揉掐百会。

【按语】本技法将痛经辨证分为气血虚弱、气滞血瘀、寒湿凝滞和肝肾亏虚四型。气血虚弱者，治宜补气养血。拿肩井，膊运肺俞、厥阴俞、心俞、肾俞、志室，以调心肺、行气血、补肾气；施壮腰搋擦法、推腹摩运法，掐揉双侧足三里，以健脾益气、化生气血，诸法合用使胞宫气血得养而痛止。气滞血瘀者，治宜理气活血、祛瘀止痛。指揉中极、关元、次髎、地机、血海，以温肾助阳、行气活血。寒湿凝滞者，治宜散寒祛湿、消滞止痛。指揉气海，膊运天枢、维道，掐揉居髎，以调理脾胃功能，扶土利湿、健脾强胃、行气利胆，促进水湿之邪排泄；运八髎以行水气、助气化；点三阴交以健脾除湿。肝肾亏损者，治宜补益肝肾、滋阴止痛；指揉蠡沟、水泉、照海、太溪、中都、曲泉、四满、中注，以补肾、益肝、滋阴、止痛；掌揉命门，再施壮腰滚擦法于腰部，以益肾强腰；在腹部做掌叩法或震颤法，以益气温阳；膊运肾俞、志室，揉掐百会，以补肾升阳。

（十二）《中医推拿学》治疗痛经技法

【取穴】以气海、关元、肾俞、八髎为主。

【手法】一指禅推法、滚法、按法、擦法、揉法。

【操作步骤】

（1）腹部操作：患者仰卧位，医者坐于右侧，用摩法按顺时针方向在小腹部治疗，时间约6分钟。然后用一指禅推法或揉法在气海、关元治疗，每穴约2分钟。

（2）腰背部操作：患者俯卧位，医者站于右侧，用滚法在腰部脊柱两旁及骶部治疗，时间约4分钟。然后用一指禅推法或按法治疗肾俞、八髎，以酸胀为度。再在骶部八髎穴用擦法治疗，以透热为度。

【辨证加减】

（1）气滞血瘀：按、揉章门、期门、肝俞、膈俞，每穴约0.5分钟，拿血海、三阴交，以酸胀为度。

（2）寒湿凝滞：直擦背部督脉，横擦腰部肾俞、命门，以透热为度，按揉血海、三阴交，每穴约1分钟。

（3）气血虚弱：直擦背部督脉，横擦左侧背部，以透热为度；摩腹时加揉中脘 2～3 分钟；按揉脾俞、胃俞、足三里，每穴约 1 分钟。

（4）实证痛经且第 1 腰椎或第 4 腰椎（大部分在第 4 腰椎）有棘突偏歪及轻度压痛者：对偏歪棘突用旋转复位或斜扳的方法纠正棘突偏歪，直擦背部督脉及横擦腰骶部八髎穴，以透热为度。

【治疗时间及疗程】在月经来潮前一周治疗 2 次，以后每月在月经前一周治疗 2 次，连续三个月治疗 6 次为 1 疗程。

【按语】本技法在治疗时，选取气海、关元、肾俞、八髎等主穴，使用一指禅推法、㨰法、按法、擦法、揉法等手法，以补气温阳，益肾暖胞。八髎穴位于腰骶部，擦八髎通过感传以温养胞宫，通过以上操作使气血通畅，冲任调和。临床上存在腹痛与腰痛的关联性（腹腰痛），脊柱紊乱症导致女子经行腹痛兼痛引腰骶，其特殊治疗方法为腰骶部擦法配合腰椎扳法。该法也是扳法等脊柱调整性手法操作的延续，为脊柱推拿操作中的重要步骤之一，目的是有利于脊柱调整后气血疏通，痛经自消。

（十三）马燕香治疗痛经技法

【取穴】气海、关元、三阴交、肾俞、八髎、足三里、血海、百会、肩井、太冲、太溪、合谷等。

【手法】推法、拿法、揉法、摩法、点法、按法、擦法、拍击法等。

【操作步骤】

（1）患者仰卧位，双下肢屈曲，医者站于患者右侧，推揉气海、关元穴，摩腹部，点按血海、足三里、太冲、太溪、合谷、三阴交穴。

（2）患者俯卧位，医者站于患者右侧，推揉肾俞、八髎穴，直擦督脉，横擦腰骶部，虚掌拍打八髎。

（3）患者正坐，医者站于患者后侧，双手擦两胁部，推揉百会穴，点按肩井穴，拿肩数遍，结束治疗。

（十四）孙珂等治疗痛经技法

【取穴】以关元、气海、子宫、肾俞、气海俞为主。

【手法】摩法、按法、擦法、推法。

【操作步骤】

（1）患者仰卧位，取关元、气海、曲骨、子宫穴，用中指揉法，每穴3～5分钟，以皮肤红晕为佳。

（2）患者俯卧位，取肾俞、气海俞、次髎穴，用中指揉法，每穴3～5分钟，以皮肤红晕为佳。

（3）在腰骶部涂以介质，用小鱼际擦法横擦腰骶部，以患者感到热力渗透为佳。

（4）捏脊5～7次。

【按语】"冲任督脉，一源而三歧也，皆起于胞中。"故月经病与三者的盈亏密切相关。刘完素的《妇人胎产论》曰："妇人童幼天癸未行之间，皆属少阴；天癸即行，皆从厥阴论；天癸已绝，乃属太阴经也。"他认为妇人一生之中在不同的年龄段，与肝、脾、肾的关系有所不同。但医者认为本病病因在冲任，责在肝、脾、肾。它的发生与冲任、胞宫的周期性生理变化密切相关，主要病机在于邪气内伏或经血素亏，更值经期前后冲任二脉气血的生理变化急骤，导致胞宫的气血运行不畅，"不通则痛"，或胞宫失于濡养，"不荣则痛"。所以，治疗本病应以通为主，以补为辅，手法皆应以轻柔、补益的手法为主。根据《灵枢·经脉》中各经络循行的描述，曲骨、中极、关元分别为足厥阴、足太阴、足少阴三经与任脉在腹部交汇之处，故取三穴按揉有取肝、脾、肾三经之精血充养冲任、濡养胞宫之意。督脉贯脊属肾，得肾中命火温养全身，故揉肾俞穴，横擦腰骶部，捏脊，皆可鼓动一身之阳气，温养一身之气血。冲脉"渗三阴"、"渗三阳"，为十二经气血汇聚之所，是全身气血之要冲，冲脉之气血充盛，才能使胞宫有行经孕胎的生理功能。故医者以肝、脾、肾三脏为妇人气血之基为基础治疗本病，疗效显著。

（十五）张琴明等治疗痛经技法

【取穴】以关元、气海、上髎、次髎、中髎、下髎、大肠俞为主。

【手法】摩法、揉法、擦法。

【操作步骤】

（1）松解腰骶部肌肉紧张。患者俯卧位，于腰骶部肌肉紧张（或腰椎棘突偏歪）部位、肾俞穴和八髎穴施以按揉法，重点是第1～4腰椎棘突旁，治疗约5分钟。

（2）调整腰椎棘突偏歪、脊柱侧弯等脊柱紊乱。患者侧卧位，施以腰椎侧卧位改良斜扳法：上位下肢屈髋屈膝而下位下肢自然伸直，医者面对患者而立，一手置于患者肩前部，而另一手屈肘以肘内侧置于患者髂腰部，而手指可置于棘突偏歪或压痛处（病变节段）；两手向反方向小幅度缓慢旋转腰部，当腰旋转到最大而病变节段处于扳动支点位（≤30°）时，只需要较轻的手臂常规推冲力（3°～5°）而扳动支点位的病变节段，治疗约2分钟。

（3）疏通腰骶部气血经络。患者俯卧位，腰骶部（腰肌紧张或棘突偏歪部位、肾俞穴、大肠俞、八髎穴）涂抹冬青膏，施以擦法，以透热为度，治疗约1分钟。

（4）化瘀。患者仰卧位及屈膝屈髋位，在气海、关元穴施以拇指按揉法，每穴治疗约1分钟；在下腹部施以顺时针方向的全掌摩法，下腹部有透热感为宜，治疗约20分钟。

【治疗时间及疗程】经前2周开始治疗，隔日1次，每周3次，每次30分钟，连续3个月经周期，平均治疗18次，并连续3个月经周期随访。

【按语】张氏认为经行腹痛兼痛引腰骶是临床上兼有脊柱紊乱症状的痛经，主要表现为第1～4腰椎棘突偏歪及压痛、挺腰不直、腰骶部肌肉紧张而两侧不对称或脊柱侧凸、髂后上嵴不等高或骶髂关节错位及骨盆倾斜等症状和体征。这也是中医实证痛经"不通则痛"的临床表现之一，其"不通则痛"不仅缘于气滞、血滞或寒凝，还缘于脊柱紊乱，即中医的"骨错缝"，故中医辨证为"错缝瘀滞型"痛经。经行腹痛兼痛引腰骶（兼有脊柱紊乱的痛经）选用正脊推拿手法，尤其是运用经多年临床实践经验总结的腰椎侧卧位改良斜扳法，能安全有效地纠正脊柱小关节紊乱，进一步实现"通则不痛"，减轻或消除腰痛和腹痛症状。

（十六）王华兰治疗痛经技法

【取穴】膻中、中脘、气海、关元、中极、血海、足三里、期门、肝俞、肾俞、脾俞、胃俞、命门、八髎。

【手法】按法、揉法、捵法。

【操作步骤】

（1）腰骶部操作：患者俯卧位，医者用轻柔的掌按揉法在背部及腰骶部治疗，从上向下操作3遍；然后用拇指点按肝俞、脾俞、肾俞、胃俞穴，每穴点按1分钟；最后用擦法施于腰骶部，使患者有温热透达之感。

（2）胸腹部操作：患者仰卧位，医者用柔和的分推法从玉堂穴，经膻中、中脘、气海、石门等穴到关元穴，分推5遍；然后用中指或拇指点按期门、膻中、气海、天枢、中脘、关元、中极、合谷等穴，每穴1分钟；再用掌根在小腹部以轻柔和缓的手法按揉3分钟而后用手掌推摩法按顺时针方向在小腹部治疗5分钟，用双手掌面分抹腹部5遍，用擦法擦少腹两侧，达到腹内有温热感。

（3）下肢部操作：患者仰卧位，医者用按法和掌揉法对双下肢治疗3分钟，然后拿揉下肢两侧的血海、三阴交穴，点按足三里穴，每穴治疗2分钟，用拍法结束治疗。

【治疗时间及疗程】对月经周期正常或不正常的患者均连续治疗3个月为1疗程。每月在月经来潮的前1周隔日治疗1次，1周治疗3次。

【按语】《黄帝内经》云："冲为血海，任主胞胎，冲任皆起于胞中，所以任脉通，太冲脉盛，月事以时下，故能有子也。"所以冲任二脉总司妇女之经、带、胎、产。中医学认为，痛经多由劳伤气血或受风寒之邪气客于胞宫，损伤冲任之脉而致。临床中以瘀血阻滞，寒客胞宫，经脉气血不通最为多见。推拿治疗首选冲任二脉以调节月经。《素问·举痛论》曰："血不得散，小络急引，故痛。按之则血气散，故按之痛止。"王冰注云："手按之，则寒气散，小络缓，故痛止。"这说明推拿具有温经散寒、疏通血脉、通经止痛的作用。故取气海、关元、中极、血海、足三里等穴以行血化瘀、补益气血；按揉肝俞、肾俞、脾俞、胃俞、命门、八髎等穴以强健先后天之本，疏调经气，开通闭塞；用推、揉、�&滚、拿、摩腹等手法以疏通经络、调和气血，加强局部血液循环，从而使滞留胞宫中的瘀血消散，气机通畅，气血运行恢复正常，达到"通则不痛"的目的。

（十七）程志鹏治疗痛经技法

【取穴】

（1）主穴：关元、气海、肝俞、八髎、十七椎、地机、太冲、三阴交。

（2）耳穴：子宫、盆腔、肝、下焦、内分泌、脑垂体、卵巢、交感。

【手法】摩法、揉法、擦法、点法、按法等。

【操作步骤】

（1）掌摩腹部：患者仰卧位，医者坐于患者右侧，用频率较快的摩法按顺时针方向治疗患者脐水平线以下的腹部区域，时间约 5 分钟。

（2）推气海、关元穴：患者仰卧位，医者坐于患者右侧，用一指禅推法分别在气海、关元穴治疗，每穴约 2 分钟。

（3）点按肝俞穴：患者取俯卧位，医者站于患者一侧，用拇指分别点按患者两侧肝俞穴，每侧 1 分钟。

（4）腰骶部：患者俯卧位，医者站于患者右侧，用擦法在腰部脊柱两旁及骶部治疗，时间约 5 分钟。

（5）揉八髎、十七椎：患者俯卧位，医者站于患者右侧，用一指禅推法或掌根揉法分别在八髎、十七椎治疗，每穴约1分钟。

（6）揉地机、三阴交穴：患者俯卧位，医者站于患者一侧，用拇指或中指分别按揉患者地机、三阴交穴，一侧治毕，再治另一侧，时间共约3分钟。

（7）点按太冲穴：患者仰卧位，医者用双手同时点按患者两侧太冲穴，时间约1分钟。

（8）耳穴按压：患者仰卧位，医者坐于患者头侧，双手指压法按于耳穴（顺序为子宫、盆腔、肝、下焦、内分泌、脑垂体、卵巢、交感），时间约5分钟。

（十八）王金涛治疗痛经技法

【取穴】肾俞、命门、合谷、三阴交、太冲、八髎、关元。

【手法】摩法、滚法、擦法、松振法等。

【操作步骤】点拨肾俞1分钟，重拨命门1分钟，擦或摩八髎温热后即停；振腹，松振10分钟；指点关元穴约2分钟，点揉合谷、三阴交、太冲穴各2分钟；运用侧扳或定点旋转复位法在第2～3腰椎之间调整（进一步刺激命门穴）。

【按语】痛经多由冲任二脉功能失调，胞宫气血运行不畅而造成，"不通则痛"。实证痛经常因恣食生冷或受寒邪侵袭、情志郁结而导致气血瘀滞于胞宫；虚证痛经多由于阴血不足，行经后胞脉失养而致。本技法治疗时点拨肾俞、命门、合谷、三阴交、太冲及采用腰部拨法，重刺激以上腧穴可达到疏通经络、缓急止痛的作用；摩腹或擦八髎均收到温经通络、活血祛瘀之功效；松振法（系北京中医药大学东直门医院臧福科教授所创），可起到温经散寒、理气化瘀、打通任脉及脾、胃、肾经之经穴的作用。西医认为推拿手法治疗可使肾上腺皮质激素增多，使内分泌功能恢复正常，则经行腹痛消失。

（十九）王广仁等治疗痛经技法

【取穴】命门、肾俞、八髎、关元、合谷、三阴交。

【手法】摩法、按法、擦法、推法、振法。

【操作步骤】取命门、肾俞、八髎、关元、合谷、三阴交，除命门穴外，均可用按揉法或一指禅推法或擦法。命门穴采用坐位定位旋转扳法，向左右各扳一次，扳后在第2～3腰椎棘间韧带处施以指拨法。

坐位定位旋转扳法：患者端坐，医者坐其后，一助手按扶双膝。医者右手自患者右肩腋下穿过，经胸前扳住其颈项部，用左手拇指顶住患者第3腰推棘突右侧，令患者向前弯腰，医者右手用力向右扳动躯干，左手拇指相对用力顶第3腰椎棘突，此时在第2～3腰椎棘突间可听到响声。对侧操作同上。

四、验案举隅

（一）马燕香治疗痛经医案

王某某，女，19岁，2005年9月12日初诊。痛经1年，每至经前1天出现小腹胀痛，疼痛剧烈时需服去痛片止痛，近3个月口服止痛药效果不佳。来诊时正值经期第1天，腹痛，月经量少，血色紫暗，有血块，血块排出后腹痛稍减轻。舌质紫暗，舌边有瘀点，脉沉弦。

诊断：痛经，气滞血瘀型。

治则：活血化瘀，温经散寒，行气止痛。

取穴：气海、关元、三阴交、八髎、足三里、血海、太冲、太溪、合谷。

手法：推法、拿法、揉法、摩法、点法、按法、擦法、拍击法。

操作步骤：

（1）患者仰卧位，双下肢屈曲，医者站于患者右侧，推、揉气海、关元穴，摩腹部，点按血海、足三里、太冲、太溪、合谷、三阴交穴。

（2）患者俯卧位，医者站于患者右侧，推揉肾俞、八髎穴，直擦督脉，横擦腰骶部，虚掌拍击八髎。

（3）患者正坐，医者站于患者后侧，双手擦两胁部，推揉百会穴，点按肩井穴，拿肩数遍，结束治疗。

按语：经治疗 3 个疗程痊愈。1 年后随访，未复发。本技法以推、拿、揉、摩、擦、拍击法为基础手法，配合推、揉、点、按穴位，起到调和气血、温经散寒、调经止痛的作用。摩腹，推、揉关元，点按气海、血海穴，能行气活血、培元固本、温养胞宫、通调冲任；推揉足三里，点按太溪、太冲穴，能健脾和胃、调和气血、滋补肾精，以治其本；拿合谷，点、按三阴交，能疏肝理气、消滞化瘀；推揉肾俞，点、按、拍击八髎，能补虚固本、调经止痛。

（二）石学敏治疗痛经医案

魏某某，女，24 岁，未婚。行经腹痛，乳房胀痛，烦躁易怒 10 余年。患者自 12 岁月经初期以来，常于经前三日小腹胀痛，按之痛甚，经色紫暗，有血块，烦躁易怒，经净后疼痛消失。曾服去痛片效果不明显，于 1994 年 3 月 22 日来诊。就诊时，患者精神可，痛苦面容，经量少，色暗有黑紫色血块。妇科物理检查阴性，妇科 B 超正常。

诊断：痛经，气滞血瘀型。

治则：疏肝理气，活血化瘀。

取穴：气海、中极、归来、太冲等。

手法：按法、揉法、擦法、一指禅推法。

操作步骤：

（1）患者仰卧位，以腹部掌按法于气海、中极穴持续按压，每穴 3 分钟。

（2）用掌揉法于小腹部反复揉动 2 分钟，再用掌擦法擦摩两胁。

（3）继而用拇指禅推法于太冲、血海穴，每穴操作 1 分钟。

（4）再令患者俯卧位，用拇指按法施于肝俞穴，每穴按压 1 分钟。手法毕患者诉小腹温热，胸胁舒畅。

按语：本例痛经多因情志不舒，肝郁气滞，气机不利，不能运血畅行而作痛。其病因为气血运行不畅，气滞血瘀，冲任失调。本套推拿手法以按法、揉法、擦法、一指禅推法为基础手法，以发挥疏肝理气、活血化瘀的作用。以掌按法于气海，中极穴持续按压，能行气活血、培元固本、温养胞宫、通调冲任；一指禅推法于太冲、血海穴，拇指按法于肝俞穴以治其本，达到疏肝理气、消滞化瘀的功效。

（三）王金涛治疗痛经医案

患者，女，21岁，1998年2月9日初诊。自诉于5年前因游泳受凉，感行经前5天腰及小腹疼痛，乳房胀痛，两腿酸软，站立及行走痛重，月经量较多，色紫暗，有血块至行经后疼痛消失。曾口服止痛片及月月舒冲剂，无明显改变。

诊断：痛经，寒凝血瘀型。

治则：温经散寒，活血化瘀。

取穴：肾俞、命门、合谷、三阴交、太冲、八髎、关元。

手法：摩法、揉法、擦法、松振法。

操作步骤：点拨肾俞穴1分钟；重拨命门穴1分钟；擦或摩八髎穴温热后即停；振腹，松振法，10分钟；指点关元穴约2分钟；点揉合谷穴、三阴交、太冲穴，各约2分钟；运用侧扳或定点旋转复位法在第2～3腰椎之间调整（进一步刺激命门穴）。

治疗时间及疗程：以上手法均在行经前一个星期开始做，连续治疗3次，并在来月经前做完。以上手法治疗3次后疼痛消失，又给予巩固治疗6次。随访1年无复发。

按语：王金涛，副主任医师，毕业于山东中医药大学，从事骨伤科临床工作二十余年，在推拿治疗颈、肩、背、腰腿痛方面积累了丰富的实践经验，特别是推拿为主配合椎旁封闭治疗腰椎间盘突出症、定位旋转法治疗颈椎病、快速牵扳法治疗椎动脉型颈椎病等均有显著疗效。本例是以寒邪侵袭而客于胞中所导致气血瘀滞的痛经。摩法、揉法、擦法、松振法施于太冲及采用腰部拨法治疗可达到疏通经络、紧急止痛的作用；点揉合谷穴、三阴交、太冲穴，可起到温经散寒、活血化瘀的作用。通过临床观察，证实该手法其不仅疗效好，且随着痛经的好转，患者其他妇科疾病，如月经不调、无排卵型血经、子宫内膜移位症等，也随之消失。

第七节　月经前后诸证

凡于行经期前后或正值经期，周期性反复出现乳房胀痛、泄泻、肢体浮肿、头痛、身痛、吐血衄血、口舌糜烂、疹块瘙痒、情志异常或发热等一系列症状者，称之为"月经前后诸证"。

本病的特点是伴随月经周期出现，多发生在经前或经期，经行或经后症状逐渐消失，以青壮年妇女多见。根据不同的症状，本病分别被称为"经行乳房胀痛"、"经行泄泻"、"经行浮肿"、"经行头痛"、"经行发热"、"经行身痛"、"经行吐衄"、"经行口糜"、"经行风疹块"、"经行情志异常"等。临床上这些症状可单独出现，亦可数种并见，重者经久难愈。

西医学的经前期综合征可参照本节治疗。

一、经行乳房胀痛

（一）概述

每逢经期或行经前后，出现乳房作胀或乳头胀痒疼痛，甚至不能触衣者，称"经行乳房胀痛"。本病多由七情内伤，肝气郁结，气血运行不畅，脉络欠通，或肝肾精血不足，经脉失于濡养所致。经行乳房胀痛有虚实之分，实证多痛于经前，按之有块，经后乳房胀痛渐止；虚证多痛于行经之后，按之乳房柔软无块。当细察病机，分别施治。

本病属西医学经前期紧张综合征范畴，乳痛症也可参考本病论治。

（二）诊断要点

乳房胀痛伴随月经周期反复发作。一般症状多见于经前，经后逐渐消失。触诊时乳房胀满，或有触痛。多无器质性病变。

（三）推拿技法

1. 《实用推拿学》治疗经行乳房胀痛技法

【取穴】章门、期门、膻中、气海、关元、肝俞、膈俞、肾俞、八髎等。

【手法】摩法、按揉法、擦法、搓法等。

【操作步骤】

（1）患者仰卧位，医者施掌摩法于小腹部，顺、逆时针方向各5分钟；按揉章门、期门、膻中、气海、关元穴，每穴0.5分钟；用小鱼际擦少腹部2分钟。

（2）患者俯卧位，医者分别按揉肝俞、膈俞、肾俞、八髎，每穴0.5分钟；横擦腰骶部，以透热为度。

（3）患者坐位，医者施搓法于胁肋部0.5分钟。

【辨证加减】

（1）肝气郁滞：加按压太冲、阳陵泉穴，斜擦两胁。

（2）肝郁肾虚：加按揉阳陵泉、血海、足三里、太溪穴，擦肾俞、命门。

【按语】经行乳房胀痛从肝论治者较多。朱丹溪曰："一有怫郁，百病生也，故人身诸病多生于郁。"肝气郁结，失于疏泄，致乳络不畅，不通则痛。本技法治疗时主要采用摩法、擦法、搓法等手法，选穴以具有疏肝行气功效的穴位为主。膻中属任脉，为心包经的募穴，八会穴之气会，揉膻中以宽胸理气；按揉气海、关元，有调理一身气机的功效。期门属足厥阴肝经，为肝经的募穴，章门亦属足厥阴肝经，且为八会穴之脏会，按揉二者共同起到疏肝理气的作用，此外，二穴位置在乳房局部，能促进乳房局部的气血运行。肝俞、膈俞、肾俞、八髎均属于足太阳膀胱经，为背俞穴，按揉以上腧穴能疏肝理气、补血活血、补益肾气、调理各脏腑功能。以上操作共同达到疏肝解郁、行气除胀、散结止痛的作用。

2. 骆竞洪等治疗经行乳房胀痛技法

【取穴】不容、承满、幽门、阴都、腹哀、京门、府舍、气冲、急脉、风市、阳交、阳陵泉、外丘、光明、悬钟、丘墟、阴廉、足五里、三阴交。

【手法】摩法、点按法、推法等。

【操作步骤】

（1）患者仰卧位，医者以两手四指分置两侧季肋下不容、承满穴处，沿季肋缘自内向外下方摩动，经腹哀至京门穴处，反复摩动5～10分钟。

（2）患者仰卧位，医者以两手四指或掌侧并置于季肋下缘，自上向下逐步点按经幽门、阴都至肓俞穴止，反复操作2～3分钟。

（3）患者仰卧位，医者以两手拇、食指或两手食、中指掌侧分置两侧髋骨内上缘维道穴处，自上向下摩动经髋骨内缘府舍至气冲穴处，反复操作5～10分钟。

（4）患者俯卧位，左或右下肢微屈曲，另一下肢伸直，医者以两手拇指掌侧对置臀部环跳穴处，自上向下经风市、阳交、阳陵泉、外丘、光明、悬钟至丘墟穴止，反复推动3～5分钟。在沿经穴位时，可配合点按法，其中风市、阳陵泉、悬钟穴应施用长按法。

（5）患者仰卧位，医者以两手拇指掌侧分置下腹部两侧气冲穴处，或两手指掌侧分置气冲、急脉穴处，或两手拇指掌侧分置气冲、急脉穴处长按2～5分钟。

（6）患者直立，腰向前弯，两手支撑于木椅上，医者以手握拳，以左或右侧臀部秩边穴为中点，拳揉1～2分钟后，再沿骶髂关节上缘向下经臀部至承扶穴拳揉2～5分钟。

（7）患者仰卧位或直立，双下肢伸直，医者以左或右手拇指及四指分别置于股内侧上方之阴廉、足五里穴之前后，另一手扶定患肢，再将股内肌肉捏紧并向上反复拿提2～4分钟；最后以手扶定足踝部，另一手食指背屈按揉三阴交穴1～2分钟。

二、经行泄泻

（一）概述

每值行经前后或经期大便溏薄，甚或清稀如水，日解数次，经行即作，经净即止者，称为"经行泄泻"，亦称"经行而泻"，或称"经来泄泻"。若经期偶然因饮食不节或伤于风寒而致泄泻者，不属本病范畴。

行经泄泻主要责之于脾、肾。脾主运化、肾为胃之关，主司二便。经前、经行时气血下注冲任，气血壅滞，有碍脾肾，水湿内停，遂致泄泻。经行之后，气血恢复流畅，脾气得升，故泄泻可止。经行泄泻有脾虚、肾虚之别。若大便溏薄，脘腹胀满，多为脾虚之候；大便清稀如水，每于黎明时腹泻，畏寒肢冷者，多为肾气虚寒所致。治疗分别予以健脾或温肾之法。

本病属西医学经前期紧张综合征范畴。

（二）诊断要点

（1）症状：每值经行前后，大便稀塘，甚者如水样，或大便次数增加，伴随月经周期出现，经停则自止。

（2）辅助检查：大使常规检查及肠镜检查无异常。

（三）推拿技法

1.《实用推拿学》治疗经行泄泻技法

【取穴】中脘、天枢、气海、脾俞、胃俞、肾俞、大肠俞、长强、足三里、上巨虚、三阴交。

【手法】一指禅推法、摩法、捏法、按揉法。

【操作步骤】

（1）患者仰卧位，医者施一指禅推法施于中脘、天枢、气海穴，约2分钟。顺时针方向摩腹5分钟。

（2）患者俯卧位，医者按揉脾俞、胃俞、肾俞、大肠俞、长强穴，每穴1分钟。一指禅推足三里、上巨虚、三阴交，每穴1分钟。

（3）捏脊3～5遍。

【辨证加减】

（1）肝郁脾虚：加按揉章门、期门、肝俞、内关，㨰下肢内侧脾经循行部位。

（2）肾阳亏虚：加擦肾俞、命门、八髎，以透热为度。

【按语】经行泄泻有脾虚、肾虚之别，故手法上以健脾止泻、温肾壮阳为大法，调整冲任气机，加快胃肠道的新陈代谢。中脘为胃之募穴，配合按揉脾俞、胃俞，通过俞募配穴，能健脾和胃、消胀化湿；一指禅推天枢，能疏通大肠腑气；天枢为治疗胃肠疾病的常用腧穴，配合一指禅推气海以益气助阳止泻；按揉肾俞，能温肾助阳；按揉大肠俞，能理气降逆、调理胃肠；足三里、上巨虚分别为胃经和大肠经之下合穴，"合治内腑"，按揉二穴从而达到通调肠腑气机的作用；三阴交为肝、脾、肾三经的交会穴，脉气相通，而达到疏肝、健脾、益肾的功能。以上操作共奏行气活血、益气升阳止泻之功。

2.骆竞洪等治疗经行泄泻技法

【取穴】巨阙、幽门、中脘、阴都、水分、腹哀、关门、大横、腹结、天枢、外陵。

【手法】摩法、拿提法、按揉法。

【操作步骤】

（1）患者仰卧位，医者以一手或两手四指并拢置于上腹部之巨阙、幽门穴处，自上向下呈直线摩动，经中脘、阴都至脐上之水分穴平高处止，反复摩按5～10分钟。

（2）患者仰卧位或侧卧位，医者站其头部前方，以两手拇指掌侧对置于腹部左或右侧之腹哀、关门穴处，其余两手四指分置其两侧，自上向下推动，经大横、天枢、腹结、外陵至归来穴止，反复推动 3～5 分钟。

（3）患者仰卧位，医者以手四指或其掌侧并置于腹部左或右侧大横、腹结穴处，经天枢、外陵至对侧大横、腹结穴处止，反复横摩 2～5 分钟。

（4）患者仰卧位，医者以两手四指分置腹部两侧章门穴处，自外向内将腹部肌肉挤起，然后两手交叉扣拢，两手四指掌侧置腹部一侧，拇指掌侧置腹肌另一侧，自两侧之关门、太乙、滑肉门穴平高处，逐渐下移至天枢、水道、归来穴处止，反复提拿 3～5 次。

（5）患者俯卧位，医者以两手掌根部对置于脊柱正中，然后向两侧肾俞穴处分推，其余四指附于腰际，掌根自内向外推动 3～5 分钟。

（6）患者仰卧位或直坐，医者先用食指背曲按揉足三里穴，再以手四指置小腿外侧，自阳陵泉穴处向下抚摩至悬钟穴止，反复操作 2～3 分钟。

【按语】本技法以温肾健脾、涩肠止泻为治疗原则，攻补兼施，多选用任脉的穴位及大横、天枢、腹结等穴位，遵循"六腑以通为用"的原则，在攻下的同时不忘温补肾俞、足三里等穴位，以温补脾肾，从而达到标本兼治的目的。

3.《推拿大成》治疗经行泄泻技法

【取穴】以中脘、关元、气海、脾俞、胃俞、大肠俞、足三里、八髎、三阴交为主。

【手法】揉法、推法、摩法、按揉法。

【操作步骤】揉中脘，摩腹，揉腹，推关元、气海，按揉足三里、三阴交，推脾俞、胃俞、大肠俞，按揉脾俞、胃俞、大肠俞、八髎。

【辨证加减】

（1）脾气虚弱：脘部和腹部手法宜柔和，时间宜长。

（2）肝旺脾弱：加推肝俞、胆俞，按揉肝俞、胆俞，搓两胁部。

（3）脾肾两虚：加揉肾俞、命门、关元俞、气海俞，按揉阳陵泉。

【按语】经行泄泻以脾气虚弱为主要病因，因此本技法从健脾益气论治。揉中脘，按揉足三里，推脾俞、胃俞，按揉脾俞、胃俞，以健脾和胃、增强脾胃的纳食和运化功能。旋推关元、气海，以补益元气、调经止泻。摩揉腹部以调经止泻，并加强益气之功。按揉三阴交，以调经、敛尿、止泻；按揉大肠俞、八髎，以加强大肠固涩之功。

4.李春阳治疗经行泄泻技法

【取穴】

（1）主穴：中脘、气海、神阙、天枢、长强、脾俞、肾俞、大椎、百会、足三里。

（2）配穴：耳尖、内庭、梁丘、肚角。

【手法】摩法、按法、揉法、提捏、拿法、点法。

【操作步骤】

（1）摩腹5～10分钟。患者仰卧位，以掌面平按患者腹部，并略施压，带动腹壁做旋转运动。伴有呕吐、腹胀或食积者，向顺时针方向旋转，并加揉中脘、气海各50次；否则向逆时针方向旋转。揉脐200次，揉双侧天枢各

100 次。以食、中、无名指分别点按上述三穴，略施压做旋转运动，方向同摩腹。

（2）患者俯卧位，分别用拇指、食指蘸滑石粉揉长强 100 次，揉脾俞、肾俞各 100 次，大椎 100 次，百会 100 次，捏脊 10 遍，揉足三里 100 次。

【随症加减】大便常规有黏液或白细胞者，捏耳尖，以拇指、食指提捏、揉压 100 次；便检有未消化食物者，点揉内庭、梁丘各 100 次；腹痛者，拿肚角 100 次；病久者，加揉百会 100 次。

【治疗时间及疗程】本治疗方法 15 天为 1 个疗程，一般治疗 3 个疗程。推拿期间停用一切药物，仅重度脱水者辅以补液治疗。

【按语】推拿治疗经行泄泻具有改善行经期间胃肠道的血液循环，调整胃肠及冲任气机，加快胃肠道的新陈代谢，促进胃肠消化、吸收、排泄等功能恢复的作用。本技法选穴以任脉、足阳明胃经及足太阳膀胱经的背俞穴等穴位为主。中脘、气海、神阙属任脉，且位于腹部，揉以上三穴能调整肠腑功能，促进胃肠的腐熟、传化功效；天枢属足阳明胃经，有很强的通调腑气的功能，西医认为其有双向调节作用，既可治疗便秘，又可治疗泄泻；揉长强，以升阳止泻；脾俞、肾俞能补脾气、温肾阳而达到止泻的作用；百会为诸阳之会，有升阳举陷之功；足三里属足阳明胃经之下合穴，"合治内腑"，能调理胃肠的功能。

三、经行头痛

（一）概述

每逢经期或行经前后，出现以头痛为主症者，称"经行头痛"。《张氏医通》有"经行则头痛"的记载。本病主要是气血为病。素体血虚，经行时易感不足，血不上荣；或瘀血内阻，脉络不通；或情志内伤，气郁化火，皆可导致本病。经行头痛，有虚实之殊。临床以疼痛时间、性质、部位，辨其虚实。大抵实者多痛于经前或经期，且多呈胀痛、跳痛、刺痛；虚者多在经后或行经将净时作疼，头晕隐痛。收缩性疼痛多为血瘀、血寒；两侧头痛多是肝经为患；前额头痛多为挟痰；巅顶痛则与肾虚、血瘀有关。治法以调理气血为主，使气顺血行，清窍得养，则痛自止。

本病属西医学经前期紧张综合征的范畴，慢性盆腔炎患者发生经行头痛亦可按本病论治。

（二）诊断要点

每值经期或经行前后，即出现明显的头痛或偏头痛，此为本病的特点。根据与月经来潮的关系，可做出诊断。

（三）推拿技法

《实用推拿学》治疗经行头痛技法

【取穴】以印堂、神庭、攒竹、阳白、太阳、头维、百会、率谷、风池、完骨、合谷为主。

【手法】一指禅推法、按揉法、拿法、抹法、勾抹法。

【操作步骤】患者坐位，医者施一指禅推法于前额部，先由印堂至神庭，再由攒竹经阳白、太阳至头维，反复

3～5 遍；按揉太阳、头维约 2 分钟；一指禅推百会穴 2 分钟；拿五经 3～5 遍；用两掌大鱼际分抹前额，经阳白、太阳、率谷至风池穴 3～5 遍；一指禅推颈项部，自上而下反复 5 遍；施勾抹法于颞旁，自太阳至完骨反复 3～5 次；拿风池、合谷。

【辨证加减】

（1）气血瘀滞：加按揉内关、气海、膈俞，拿肩井。

（2）肝血亏虚：加摩腹，按揉脾俞、肝俞、足三里。

（3）肝火旺盛：加按压章门、期门、太冲、阳陵泉穴，擦两胁。

【按语】本病有血虚、血瘀、肝火之分。本技法以滋阴养血、活血化瘀、清热柔肝为治疗原则。治疗时以一指禅推神庭，督脉、足太阳膀胱经、足阳明胃经之交会穴，以宁神醒脑、行气止痛；印堂、太阳为经外奇穴，施以一指禅推法能疏通面部经络，通经止痛；攒竹属足太阳膀胱经，此为局部选穴，即"腧穴所在，主治所及"；阳白、头维为足阳明胃经、足少阳胆经、阳维脉交会穴，能疏调头部气机；百会为诸阳之会，一指禅推百会，大鱼际分抹阳白、太阳、率谷至风池，勾抹太阳至完骨，可清利头目；合谷属手阳明大肠经，拿合谷可起行气止痛的作用。以上穴位及手法共同作用可调理气血，使气顺血畅、清窍得养，则痛自止。

四、经行身痛

（一）概述

每逢经期或行经前后，出现遍身疼痛，以肢体、关节疼痛为主症者，称"经行身痛"。本病病机主要是素体正气不足，营血失调，经行时愈虚，筋脉失养，或因宿有寒湿留滞，值经期气血壅塞，经脉阻滞而致。经行身痛证有虚实。一般虚者病在经后为多，伴肢体麻木，酸楚乏力；实者常痛在经前或经期，伴肢体重着，得热痛减。治疗以调气血、和经脉为主。气血虚弱者，则益气和血、养营濡筋；血瘀血寒者，则活血化瘀、散寒活络。

（二）诊断要点

本病特点是遇经期或行经前后，全身肢体关节酸痛，经净后疼痛渐减，伴随月经周期而发。

（三）推拿技法

1.《实用推拿学》治疗经行身痛技法

【取穴】以中脘、气海、关元、曲池、合谷、足三里、三阴交、风池、肩井为主。

【手法】一指禅推法、按揉法、㨰法、四指推法、拿法、搓法、捏法。

【操作步骤】

（1）患者仰卧位，医者施一指禅推法于腹部中脘、气海、关元穴，时间约3分钟；按揉曲池、合谷、足三里、三阴交，每穴1分钟。

（2）患者俯卧位，医者施㨰法于腰背部及下肢膀胱经，自上而下反复3～5遍；捏脊3～5遍。

（3）患者坐位，施四指推法于上肢部，约5分钟；搓上肢及两胁反复数遍；拿风池、肩井。

【辨证加减】

（1）气血亏虚：加摩腹，按揉膈俞、膏肓俞、脾俞，挼小腿内侧脾经循行部位。

（2）寒湿凝滞：加擦背部膀胱经，按揉风市、丰隆。

【按语】本病病机有血虚、血瘀之分，故手法上以益气养血、活血化瘀、通络止痛为大法。治疗以调气血、和经脉为主。中脘、气海、关元属任脉，施以一指禅推法，可奏调和气血、补益一身之气、温阳通络之功；曲池、合谷属手阳明大肠经，拿揉上穴有镇静止痛、舒筋活络之功；拿揉足三里、三阴交以补气行血滋阴，从而通络止痛；风池、肩井属足少阳胆经，拿揉二穴可发散外邪、行气止痛。

2. 骆竞洪等治疗经行身痛技法

【取穴】三焦俞、肾俞、肓门、志室、京门、章门、悬枢、中脘、下脘、水分、气海、关元、曲骨、大横、天枢、腹结、外陵等。

【手法】揉法、摩法、推法等。

【操作步骤】

（1）患者仰卧位，医者以两手四指对置脊柱正中线之悬枢穴处，经三焦俞、肾俞、肓门、志室，再向腹部京门、章门至腹正中线止，反复束腹式摩动3~5分钟。

（2）患者仰卧位，医者以拇指或手指掌侧并置于上脘穴处，沿腹正中线向下点按，经中脘、下脘、水分、气海、关元、曲骨穴止，反复操作5~10分钟。

（3）患者仰卧位或微侧卧位，医者站其头部前方，以两手拇指掌侧对置于腹部左或右侧之腹哀，关门穴处，其余两手四指分置其两侧，自上向下推动，经大横、天枢、腹结、外陵至归来穴止，反复推动3~5分钟。

（4）患者仰卧位，医者以手指或两手四指掌侧并置于下腹部左或右侧之髋骨上缘的五枢、府舍穴处，经水道、气海、关元至对侧之髋骨内缘止，反复横摩 5～10 分钟。

（5）患者直坐，医者以一手四指置肩后或两手四指掌侧置肩后，拇指掌侧置肩井穴处，着力向上拿提 2～3 分钟。

（6）患者直坐或仰卧位床上，前臂伸直，医者先以手拇指掌侧置腕侧大陵穴处，其余四指置于腕背侧阳池穴处，自上向下逐渐揉动；经内、外劳宫穴至中指端止，反复操作 1～2 分钟。再以拇、食指分别置于前臂屈侧内关穴及伸侧外关穴处，合按 3～5 分钟。

（7）患者直坐或仰卧位，医者以拇指掌侧置患者腕部掌侧大陵穴处，自上向下经劳宫穴至第一指关节止，指推 1～2 分钟。再以拇指掌侧置掌心劳宫穴处，食指置于与手心相对之外劳宫穴处，然后做顺时针及逆时针方向合揉 2～3 分钟。

【按语】本技法以补养心脾为治则。三焦俞、肾俞、肓门、志室等穴位属膀胱经第一侧线和第二侧线，摩以上穴位能调理相应脏器，即肾、三焦的经气；摩京门、章门二穴，能疏肝利胆、行气解郁、调畅气机；点按中脘、下脘、水分、气海、关元、曲骨等任脉穴位，可共同调理冲任经气；因女子经行与冲任二脉关系密切，推大横、天枢、腹结、外陵等穴位，一方面能通调腑气，另一方面能调理胞宫，使气血运行舒畅；揉大陵、劳宫穴以宁心安神、养血疏经、通络止痛。

第八节　绝经前后诸证

一、概述

妇女在绝经期前后的一段时期内，围绕月经紊乱或绝经出现烘热汗出、烦躁易怒、潮热面红、眩晕耳鸣、心悸失眠、腰背酸楚、目浮肢肿、皮肤蚁走样感、情志不宁等症状，称为"绝经前后诸证"，亦称"经断前后诸证"。这些证候往往轻重不一，参差出现，持续时间或长或短，短者仅数月，长者迁延数年。历代文献对本病的论述散见在"脏躁"、"百合病"、"年老血崩"及内科的"心悸"、"失眠"、"眩晕"等病证中。

妇女在绝经前后，肾气渐衰，天癸渐竭，冲任二脉虚衰，月经将断而至绝经。此是妇女正常的生理衰退变化，但由于个体差异、外界刺激等影响，肾衰天癸竭的过程加剧或加深，阴阳失去平衡，脏腑气血不相协调，因而出现了一系列与肾气渐衰相关的证候。本病以肾虚为主，可因偏于阴虚或偏于阳虚，或阴阳两虚而出现不同证候，并可累及心、肝、脾。病变过程中，亦可因脏腑功能失调，而出现痰湿、瘀血、气郁等兼夹证。总之，本病以肾虚为本，又因妇女经、孕、产、乳，数伤于血，易处于"阴常不足，阳常有余"的状态，而且绝经前后肾气虚衰，天癸渐竭，所以临床以肾阴虚者居多。在治疗上应注重平调肾中阴阳，清热不宜过于苦寒，祛寒不宜过于辛热，更不可妄用克伐，以免犯虚虚之戒。

西医学围绝经期综合征、卵巢早衰、手术切除或理化因素损伤双侧卵巢出现围绝经期症状者，可参照本病治疗。

二、诊断要点

（1）症状：发病年龄多在45～55岁，月经停闭或出现紊乱，见有烘热汗出、烦躁易怒、抑郁不乐、眩晕耳鸣、心悸失眠、腰背酸楚、目浮肢肿、皮肤蚁走样感等症状。

（2）妇科检查：子宫大小正常或偏小。

（3）辅助检查：阴道脱落细胞涂片检查显示雌激素水平不同程度的降低，血清垂体卵泡刺激素（FSH）水平增高，雌二醇（E_2）水平降低，对本病的诊断有参考意义。

三、推拿技法

（一）《倒悬推拿疗法》治疗绝经前后诸证技法

【取穴】八髎、心俞、肝俞、胃俞、中脘、气海、关元、子宫等。

【手法】点法、按法、揉法、摩法、拿法、振腹法等。

【操作步骤】

（1）患者倒悬仰卧位30°～60°，闭目静卧位5分钟，医者在脐部用掌揉法顺时针方向擦摩，逐渐向四周扩大，压力由轻渐重，反复10～15遍；再点按中脘、气海、关元、子宫，拿揉下肢；接着再点按下肢的冲门、血海、三阴交、太冲、涌泉穴，以酸胀为度；最后振腹5分钟。

（2）医者站于患者头侧，以拇指推印堂至前发际5～6

次，再从印堂按揉至两侧颞顶部 5～6 次；分推前额至太阳穴处，反复 30～50 次；点按百会、风池、大椎穴各 1 分钟。接着拿揉两上肢部，点按合谷、内关、曲池穴各 1 分钟。最后拿揉后颈部、肩部，自上而下反复 3～4 次。

【辨证加减】肾阴亏虚偏心肾不交者，重点点按心俞、肠俞、膻中、少海、内关、神门穴，并擦涌泉以透热为度。偏肝肾阴虚者，重点按揉太冲、身柱、肝俞、太阳穴，并推两侧桥弓穴。偏脾虚者，重点按揉脾俞、胃俞、足三里、中脘，掌振关元，横擦八髎，以透热为度。

【按语】围绝经期是妇女生理发展的必经阶段，西医认为与雌性激素分泌减少有密切关系。医者认为倒悬治疗有明显的镇静安神、放松心情的作用，可根据患者承受能力适当增加倒悬角度。本技法中掌揉全腹及点按关元、气海、子宫以温补肾阳、调理胞宫；擦八髎穴对妇科疾病的治疗有很好的效果；按揉心俞、肝俞、胃俞可疏肝理气、健脾；点按冲门、血海、三阴交以活血化瘀、健脾滋阴；点按太冲、涌泉以疏泄肝气、清热滋肾阴。诸法合用，补泻相宜，以补肾养肝、调理冲任二脉。

（二）《杂证推拿》治疗绝经前后诸证技法

【取穴】肾俞、心俞、肝俞、脾俞、印堂、神庭、太阳、百会、缺盆、中府、膻中、中脘、气海、关元、气冲、足三里、三阴交、涌泉、次髎等。

【手法】一指禅推法、按法、揉法、抹法、摩法、擦法等。

【操作步骤】

（1）患者仰卧位，医者先以拇指揉印堂 0.5 分钟，再从印堂揉至神庭,往返3～5次;依次开天门、推坎宫各20次;分抹前额10～20次;蝴蝶双飞揉太阳20次;多指揉摩耳周10～20次;以掌鸣天鼓20～30次;拇指按揉百会并振之约需1～2分钟;指尖轻叩头部3～5次;多指揉拿后项2～3分钟;拿肩井5～7次;拇指或中指点按缺盆、中府各0.5分钟;掌根揉任脉,从膻中至曲骨,往返操作5～7次;拇指或掌根按揉中脘、气海、关元各1～2分钟;掌摩腹部,逆、顺时针方向各操作15～20次;掌擦少腹,以透热为度;拇指按压气冲穴1分钟;五指拿揉下肢3～5次;拇指按揉足三里、三阴交、涌泉各0.5分钟。

(2)患者俯卧位:掌揉督脉从大椎至腰俞,往返操作5～7次;揉脊柱两侧膀胱经3～5次;用一指禅推法或拇指按揉法施于心俞、肝俞、脾俞、肾俞、次髎各1～2分钟。

【辨证加减】

(1)肾阴亏虚:加拇指按揉血海、交信、照海、太溪各1～2分钟。

(2)心肾不交:加拇指按揉内关、通里、神门、劳宫、太溪、照海等穴各0.5分钟。

(3)肾阳不足:加掌擦至阳、脾俞、肾俞、命门、腰俞、涌泉等穴及腰骶部,均以透热为度。

(4)心脾两虚:加拇指按揉阴郄、神门、劳宫、膻中、章门、血海、阴陵泉、隐白等穴各0.5分钟;以掌揉摩中脘、天枢、神阙各1～2分钟;掌摩腹部,沿逆时针方向操作10～20次;掌擦心俞、膈俞、膏肓、脾俞,以透热为度。

（5）肾虚肝郁：加分推膻中 10～15 次，掌擦前胸 10 次，搓摩胁助 20 次，拇指按揉水泉、交信、太冲、太溪、照海、大敦等穴各 0.5 分钟。

【按语】本技法以平调阴阳、补虚泄实为治则。本方所包括穴位颇多，临床中可根据具体的症状选取相应的穴位进行治疗，不必拘泥。

（三）《中华推拿奇术》治疗绝经前后诸证技法

1. 肾阴不足

【取穴】关元、三阴交、内关、神门、太冲、行间、太溪、心俞、肝俞、肾俞、八髎等。

【手法】按法、揉法、推法、擦法、摩法等。

【操作步骤】

（1）患者仰卧位，医者位于患者左侧，施腹部掌按法于关元穴，持续按压 5 分钟。施腹部掌揉法或掌团摩法于腹部，反复揉动或摩动，操作 2 分钟。施拇指按、揉法或一指禅推法于三阴交、内关、神门、太冲、行间、太溪穴，每穴操作 1 分钟，得气为度。

（2）患者俯卧位，医者位于患者右侧，施拇指按、揉法或一指禅推法于心俞、肝俞、肾俞，每穴操作 1 分钟，得气为度。施掌根擦法于肾俞、八髎穴，操作 3 分钟。

【按语】妇女在绝经前后肾气渐衰，天癸渐竭，呈现一片肾阴不足之象，故本技法以益肾疏肝、调补冲任为治则。关元属任脉，掌按该穴可补益元气、调和冲任；三阴交属脾经，通于任脉和足三阴经，一指禅推三阴交能健脾疏肝、理气开郁、调补冲任；揉按内关、神门、心俞，可清虚火、养心神；一指禅推太冲、行间、肝俞，可疏肝理气；掌擦肾俞、八髎，可补肾气养阴、强壮腰膝通经活络。诸手法合用共奏疏肝、清火、养阴之功。

2. 肾阳亏虚

【取穴】神阙、气海、太溪、阴谷、足三里、肾俞、命门、气海俞、脾俞、胃俞等。

【手法】按法、揉法、推法、擦法等。

【操作步骤】

（1）患者仰卧位，医者位于患者左侧，施腹部掌按法于神阙、气海穴，每穴持续按压5分钟；施腹部掌揉法于全腹，反复揉动，操作2分钟；施拇指按、揉法或一指禅推法于太溪、阴谷、足三里穴，每穴操作1分钟，得气为度。

（2）患者俯卧位，医者位于患者右侧，施拇指按、揉法或一指禅推法于脾俞、胃俞、肾俞、命门、气海穴，操作5分钟，得气为度；继施掌根擦法于背部督脉和足太阳经，操作2分钟，透热为度。

【按语】绝经前后诸证以肾虚为本，在治疗上应注重平调肾中阴阳，清热不宜过于苦寒，祛寒不宜过于辛热，更不可妄用克伐，以免犯虚虚之戒。神阙、气海属任脉，位于腹部，施掌按法具有温补肾阳的作用；一指禅推太溪、阴谷可益肾调经；拇指按揉足三里、肾俞、命门、气海俞、脾俞、胃俞等穴，可健脾益气、温补肾阳。

（四）《实用推拿学》治疗绝经前后诸证技法

【取穴】中脘、气海、关元、子宫、足三里、三阴交、太冲、涌泉、印堂、太阳、风池、肩井、肝俞、心俞、脾俞、肾俞、八髎。

【手法】摩法、按法、点法、揉法、一指禅推法、四指推法、拿法、分推法。

【操作步骤】

（1）患者仰卧位，医者顺时针摩腹 3 分钟，并用拇指点按中脘、气海、关元、子宫穴，每穴 1 分钟。

（2）按揉足三里、三阴交、太冲、涌泉穴，每穴 1 分钟。

（3）施一指禅推法从印堂至前发际，再从印堂沿眉弓至太阳，反复 5～6 遍。用两手掌大鱼际分推前额至颞部经耳上至后发际，反复 3～5 遍。

（4）患者俯卧位，医者用四指推法沿脊柱两侧膀胱经自上而下反复 3～5 遍。按揉心俞、肝俞、脾俞、肾俞、八髎，每穴 1 分钟。

（5）患者坐位，医者拿风池、肩井、内关、合谷各 0.5 分钟。

【辨证加减】

（1）肝肾阴虚：加按揉太阳、头维、百会、曲池、神门、大椎、太溪。

（2）肾阳亏虚：加横擦八髎，按揉志室、阳陵泉，擦肾俞，搓涌泉。

【按语】西医认为绝经前后诸证是以卵巢的功能降低而引起的植物神经功能紊乱为主的症候群，故推拿治疗时重在整体调整，重点施治。医者以一指禅推法从印堂至前发际，再从印堂沿眉弓至太阳，大鱼际分推前额至颞部经耳上至后发际，以清头明目、安神定志；摩腹并用拇指点按中脘、气海、关元、子宫，以健脾益气、补肾温阳；推脊柱两侧膀胱经，并按揉心俞、肝俞、脾俞、肾俞、八髎，以疏通经络、调理脏腑气机；按揉足三里、三阴交、太冲、涌泉，以养阴、益肾、疏肝。本技法符合天地人配穴法，诸法合用，可使阴阳调和、冲任得固。

（五）《中华腹部推拿术》治疗绝经前后诸证技法

1. 肾阴虚

【取穴】太溪、复溜、三阴交、中极、气海、期门、章门、肝俞、肾俞等。

【手法】揉法、掐法、推法、按法、摩法、滚法等。

【操作步骤】

（1）患者仰卧位，医者手蘸少许润滑剂，先在腹部施以揉、按、推、摩法2~4分钟，然后揉按中极、气海穴；章门、期门穴用泻法，每穴1分钟。

（2）医者在小腹部做擦、揉法2~4分钟，然后推擦两腿内侧1~3分钟，接着依次掐、按、揉三阴交、复溜、太溪穴，每穴约1.5分钟。

（3）患者俯卧位，医者在背部推、按、揉、滚往返2~3次；拿捏肩井，揉按肝俞、肾俞，每穴约1分钟；然后在腰骶部施以分运、横推法1~3分钟，结束操作。

【按语】本技法选取腹部的气海、中极等穴，施以揉、按、推、摩法，以调补冲任；又配合掐、按、揉具有育阴潜阳作用的太溪、肾俞、复溜、三阴交等妇科调经要穴，以补益肝、脾、肾；同时运用俞募配穴法，取期门、章门、肝俞等穴施以按揉泻法，以疏肝理气。通过以上操作共奏疏肝健脾、调补冲任之功。

2. 肾阳虚

【取穴】三阴交、关元、气海、建里、梁门、肾俞、命门、大椎等。

【手法】滚法、拿法、推法、按法等。

【操作步骤】

(1) 患者仰卧位，医者以手蘸取少量润滑剂，按揉、摩擦腹部 1～2 分钟，点按建里、梁门、气海、关元、水道穴各 1 分钟，然后在小腹部施以揉按、推擦法 2～3 分钟，接着拿捏三阴交穴 2 分钟。

(2) 患者俯卧位，医者在腰背部施以滚、揉、推、按 2～3 次，叩按脾俞、胃俞、命门、肾俞、大椎各 1 分钟，拿捏肩井穴 0.5 分钟，然后在腰骶部推擦分运，结束操作。

【按语】本技法施摩腹以温阳益气，配合点按建里、梁门、气海、关元、水道等穴，以健脾益气；在腰背部施以滚、揉、推、按等法，并叩按脾俞、胃俞、命门、肾俞，以补脾益肾、培补元阳；推擦分运腰骶部，以补肾助阳。

【注意事项】本证患者顾虑很多，故医者应耐心地做思想工作，解除患者的顾虑，使其积极配合。在做按摩治疗的同时，患者自己也可做保健按摩，并增加体育锻炼，保持情绪稳定。

(六) 骆竞洪等治疗绝经前后诸证技法

1. 肾阴虚

【取穴】头维、翳风、通天、脑空、风池、大杼、关元俞、肾俞、气海俞、大肠俞、带脉、大横、天枢、外陵、腹结、阴交、中注、关元、气海、曲骨、横骨、阴陵泉、三阴交。

【手法】揉法、按法、推法、拿法、提法、摩法。

【操作步骤】

（1）患者直坐，医者以一手拇指掌侧置左或右侧头维穴，其食指掌侧置耳后一侧之翳风穴进行揉按后，再以拇指掌侧自头维穴横向头顶部之通天穴推动，再转向下经脑空至风池推动，反复操作2～5分钟。

（2）患者俯卧位，医者以两拇指置脊柱一侧之内缘，其余四指掌侧置其外缘，自背部上方大杼穴平高处，从上向下拿提背部及腰部肌肉至腰骶部之关元俞穴处，反复操作3～5次。

（3）患者俯卧位，医者以手掌部置于腰部一侧之肾俞、气海俞及大肠俞穴处，先向内摩动至带脉穴处，然后再向前摩动至对侧带脉穴止，反复横摩3～5分钟。

（4）患者仰卧位，医者以手四指或两手四指掌侧并置于腹部左或右侧大横、腹结穴处，经天枢、外陵至对侧大横、腹结穴处止，反复横摩2～5分钟。

（5）患者仰卧位，医者以一手或两手四指并置于下腹部之阴交、中注穴处，自上向下经关元、气海穴至曲骨、横骨穴止，反复摩按3～5分钟。

（6）患者仰卧位，下肢伸直。医者以拇指置小腿内上方阴陵泉穴处，沿胫骨内缘向下推动至内踝上方三阴交穴止；再以两手拇指并置阴陵泉穴处按压，反复操作3～5分钟。

【按语】本方选穴较多，以胆经、膀胱经、任脉、脾经腧穴为主，尤其是对头部腧穴的操作加强了益气安神的作用，诸穴合用，共奏健脾益气、调和阴阳、补肾安神、滋养冲任之功，取得了良好的临床效果。

2. 肾阳虚

【取穴】大椎、膏肓、膈关、大杼、膈俞、命门、肾俞、大横、腹结、天枢、外陵、足三里、阳陵泉、悬钟。

【手法】揉法、按法、推法、摩法等。

【操作步骤】

（1）患者俯卧位，医者以两手指掌侧并置于背部大椎穴平高处，向下沿脊柱两侧经膏肓至膈关穴止，反复直摩5～10分钟。

（2）患者俯卧位，医者用食指背屈，置于脊柱两侧，自大杼穴平高处之肋间隙，自上向下沿肋间点按至膈俞穴止2～5分钟。

（3）患者俯卧位，医者以食指背屈或拇指掌侧揉腰部之命门穴2～5分钟；再以命门为中心，以左或右手掌心置其上，做旋转团摩1～2分钟。

（4）患者俯卧位，医者以两手掌根部对置于脊柱正中，然后向两侧肾俞穴处分推，其余四指附于腰际，掌根自内向外推动3～5分钟。

（5）患者仰卧位，医者以手四指或两手四指掌侧并置于腹部左或右侧大横、腹结穴处，经天枢、外陵至对侧大横、腹结穴处止，反复横摩2～5分钟。

（6）患者仰卧位或直坐，医者先用食指背屈按揉足三里穴，再以两手四指置小腿外侧，自阳陵泉穴处向下抚摩至悬钟穴止，反复操作2～3分钟。

【按语】患者绝经之年，肾气渐衰，若素体阳虚或过用寒凉，可致肾阳疲惫。故本技法中，医者直摩脊柱两侧，并点按该部位，以舒经活络；揉命门，并团摩该部位，以温肾助阳；横摩双侧大横，按揉足三里，继而自阳陵泉穴处向下抚摩至悬钟穴，以健脾益肾固冲。综观本例技法，以膀胱经和肾经腧穴为主，旨在提高患者免疫力，培元固本，有效缓解乏力、盗汗等围绝经期症状。

（七）《中国推拿大成》治疗绝经前后诸证技法

【取穴】太阳、攒竹、四白、迎香、百会、风池、肩井、膻中、中脘、气海、关元、中极、足三里、阴陵泉、三阴交、厥阴俞、膈俞、肝俞、脾俞、肾俞、命门、背部督脉、背部膀胱经第一侧线。

【手法】一指禅推法、按揉法、抹法、拿法、擦法等。

【操作步骤】

（1）患者仰卧位，医者坐其右侧，用右手一指禅推法分别施治于膻中、中脘、气海、关元、中极穴，每穴2～3分钟；接着揉摩胃脘部及下腹部各5分钟；然后用拇指按揉法治疗双侧的阴陵泉、足三里、三阴交穴，每穴2分钟。

（2）患者俯卧位，医者坐或立其体侧，用一指禅推法或拇指按揉法于肝俞、脾俞、肾俞、命门穴治疗，每穴2分钟。

（3）接上势，医者用小鱼际擦法擦背部督脉和背部膀胱经第一侧线及肾俞、命门穴，每一线均要擦热，要求热至皮内。

（4）患者坐位，医者随操作变化而变更体位，用拇指与食指对称地拿风池及项部 2 分钟，五指拿顶（由前发际向后发际移动）5～10 次，用一指禅推法或鱼际揉法于前额部 5 分钟，用分抹法于前额、目眶及两旁鼻翼 5～10 次，两拇指同时按揉太阳、攒竹、四白、迎香穴，每穴 0.5 分钟，拇指按揉百会 0.5 分钟。

（5）患者仍坐位，医者立于患者背后，拿肩井 5～10 次，搓肩背 3～5 次，结束治疗。

【按语】本技法以补肾固本、调理冲任为大法。一指禅推膻中、中脘、气海、关元、中极，并摩揉胃脘部和下腹部，以达益气健脾、调补冲任之功；拇指按揉双侧阴陵泉、足三里、三阴交，以健脾疏肝养阴；一指禅推肝俞、脾俞、肾俞、命门，以激发脏腑经气、调节脏腑功能；擦督脉和膀胱经第一侧线至发热，以温肾助阳；按揉太阳、攒竹、四白、迎香，分抹前额，五指拿顶，以清利头目、安神宁志。

此外，医者提出一套自我保健法：患者坐位，十指自然分开，以指端分理头皮（从前发际向后发际慢移）5～10 次；以拇指指腹按揉风池、太阳，以中指指腹按揉攒竹、四白、迎香穴，每穴 0.5 分钟；双手心贴于面部做上下方向的擦法，使之发热。然后以一手掌根置于膻中、中脘做顺时针方向的揉动 1～2 分钟；一掌根贴于下腹部，另一手置于该手掌背上，随手做顺时针方向揉动 1～2 分钟。再以拇指指腹按揉双侧的阴陵泉、足三里、三阴交穴，每穴 0.5 分钟。最后双手握拳，以拳背置于腰部做左右方向的擦法，擦热该部后结束自我保健。

四、验案举隅

石学敏治疗更年期综合征医案

杨某某，女，49岁，已婚。1989年7月19日初诊。主诉：月经前后不定期，头痛，烦躁易怒，夜寐多梦易醒半年余。病史：患者自半年前经量增多，月经周期提前或错后，时常头痛，烦躁易怒，恼怒后头痛加剧，夜寐多梦易惊醒，醒后难以入睡。未曾诊治，于1989午7月19日来我科就诊。查体：神志清楚，精神可，表情淡漠，心律正常，血压10.7/6.9kPa。妇科检查无异常，颅脑CT检查无异常。舌红，少苔，脉弦细。

中医诊断：绝经前后诸证，肾阴不足型。

西医诊断：更年期综合征。

辨证：患者素体阴虚，年近五旬，天癸将竭，故月经不调。阴血亏虚而肝失濡养，阳亢于上则头痛、烦躁易怒；阴血亏于下，则心火偏旺；水火不济，心肾不交则多梦易醒。

治则：滋阴补肾，调理冲任。

手法：按法、揉法、推法、擦法、摩法等。

取穴：关元、三阴交、内关、神门、太冲、行间、太溪、心俞、肝俞、肾俞、八髎等。

操作步骤：患者仰卧位，施腹部按法于关元穴，持续按压5分钟，用腹部掌揉法于全腹，反复揉动2分钟。继而用一指禅推法于三阴交、内关、神门、太冲、行间、太溪穴，每穴操作1分钟。然后令患者俯卧位，用拇指禅推法于心俞、肝俞、肾俞，每穴操作1分钟，用掌根擦法于肾俞、八髎穴，操作 3 分钟。手法毕，患者主诉腹部温热，通体舒适。

治疗经过：每日治疗 1 次，2 个月后诸症消失，4 月后结束治疗。随访半年，未见病症复发。

按语：绝经前后诸证是在生育年龄过渡到老年阶段，即由"天癸既行"转变为"天癸已绝"的过渡时期内，以肾、肝、脾三经症状为主的一类病变。肾、肝、脾三者在生理上相互滋生，在病理上又相互影响，在现症上亦错综复杂、症状繁多。故治疗手法首推滋肾调肝，其次为抑肝扶脾或疏肝和脾；或以清热养血为主，辅以滋肾调肝并益心脾之法。此外，还应结合经前期烦热症状以及《金匮要略》中的脏躁病、百合病等，旁参互照，才能在选择手法上适应其繁多症状，左右逢源。

第二章　带下病

一、概述

带下病是指带下量增多，色、质、气味异常，伴全身或局部症状者。本病以带为名，是因带脉不能约束而致。古又称带下病为"白沃"、"赤沃"、"白沥"、"赤沥"、"下白物"等。本病首见于《黄帝内经·素问》："任脉为病，女子带下瘕聚。"带下又有广义和狭义之分。广义带下泛指所有妇科疾病，即经、带、胎、产等多种疾病。狭义有生理、病理之分。健康女子随着发育成熟、阴道内有少量无色无臭的黏性液体分泌，以润泽阴道，此为生理性带下。若带下量多，色质气味均异常，伴有局部乃至全身症状者，即为病理性带下。《沈氏女科辑要笺正·带下》曰："如其太多，或五色稠杂及腥秽者，斯为病候。"

本病主要病机是任脉不固、带脉失约。因任脉总司一身之阴液，带下为阴精所化，由任脉所主，带脉约束诸经，故当任带二脉受损，则可致带下病。临床常见病因有脾虚湿困、肾阳虚、阴虚夹湿、湿热下注、湿毒蕴结等。

脾虚湿困：素体脾虚，或饮食所伤，劳倦过度，或忧思气结，损伤脾气，或肾虚不能温脾。脾主运化，虚则运化失司，水谷之精微不能上输以化血，反聚而成湿，湿流注下焦，伤及任带，致任脉不固，带脉失约而带下。《女科经论·带下门》引缪仲淳云："白带多是脾虚……脾伤则湿土之气下陷，是脾精不守，不能输为精血而下白滑之物矣。"

肾阳失固：禀赋不足，或房劳所伤，年老体虚，或久病伤肾，命门火衰，蒸腾失司，寒湿内盛，损及任带二脉而致带下。《邯郸遗稿·带下》云："八脉俱属肾，人身带脉统摄一身无形之水，下焦肾气虚损，带脉漏下。"

阴虚夹湿：素体阴虚，或久病失养，暗耗阴津，相火偏旺，阴虚失守，复感湿邪，伤及任带，任带失固，而致带下。

湿热下注：肾脾虚而生湿，或久居阴湿之地，感受湿邪，久而化热，或七情所伤，肝气郁结，郁久化热，肝气乘脾，脾失健运生湿，湿热流注下焦，损伤任带二脉，任带失固，而致带下。

湿毒蕴结：经期产后，胞脉空虚，忽视卫生，或房事不禁，或手术损伤，以致感染邪毒，湿毒蕴结，损伤任带，约固无力，而致带下。

带下量、色、质、气味异常是带下病的特征。对本病辨证应以此特征作为辨证依据，结合全身症状，舌脉来辨清虚实寒热。一般而论，量多、色淡、质稀者，为虚寒；反之，量多、色黄、质稠、有秽臭者，为实热；若带下量多、色淡黄或白、质稀、无气味，多为气虚；带下量多、色白、质清稀如水，多为阳虚；带下量少、色黄或赤白带下、质稠，多为阴虚；带下量多、色黄或黄白、质黏腻、有臭味，多为湿热；带下量多、色黄或赤白带、五色带、质稠如脓样、有臭味或腐臭难闻者，多为湿毒。其治疗以健固任带为主要原则。由于湿邪成因不同而治法亦异，本病可采用健脾除湿、温肾祛湿、清热燥湿、清热解毒、祛邪利湿等治法。一般治脾宜升宜燥，治肾宜补宜涩，湿热和湿毒宜清宜利。

西医学的阴道炎、宫颈炎等所致的白带增多，属于本病范畴。

二、诊断要点

临床根据带下量、色、质、气味的特点，局部及全身症状，结合妇科检查及有关的辅助检查即可诊断。

（1）症状：带下明显增多，不同病邪引起白带的颜色、气味各有不同，或伴有阴部瘙痒、灼热、疼痛，或兼有尿频尿痛，或有腥臭味。

（2）妇科检查：阴道炎急性期外阴可见局部潮红肿胀，慢性期外阴局部体征不明显。滴虫性阴道炎的带下为稀薄泡沫状的黄带，阴道壁可见散在出血点。念珠菌阴道炎的带下为凝乳或豆渣样的稠厚白带，阴道黏膜附有白色膜状物。老年性阴道炎白带稀薄，为淡黄色或血样脓性赤带，外阴、阴道黏膜呈老年性改变，易出血。淋病性阴道炎白带呈黄色或脓样，常见尿道口充血，经阴道挤压尿道旁腺，可见尿道旁腺出口处有脓样分泌物排出。支原体或衣原体阴道炎的白带多无明显改变或有黄带。细菌性阴道病多为稀薄黄带，可有腥臭味。宫颈糜烂或宫颈管炎，子宫内膜炎时，白带呈黏液样、脓样从宫颈管流出。

（3）辅助检查：阴道分泌物涂片检查或宫颈拭子病原体培养有助诊断。

三、推拿技法

(一)《杂症推拿》治疗带下病技法

【取穴】中脘、气海、石门、关元、曲骨、带脉、归来、冲门、阴陵泉、三阴交、脾俞、肾俞、三焦俞、白环俞、八髎穴。

【手法】按法、揉法、推法、擦法、摩法等。

【操作步骤】

(1) 患者仰卧位，医者拇指按揉中脘、气海、石门、曲骨、归来、冲门等穴各 1～2 分钟；掌按气海、关元各 2 分钟；掌根按揉带脉 1～2 分钟；掌揉小腹部使局部产生温热感，约需 3～5 分钟；拇指按揉阴陵泉、三阴交各 0.5 分钟。

(2) 患者俯卧位，掌擦督脉及两侧膀胱经各 5～7 遍；拇指按揉脾俞、肾俞、三焦俞、八髎穴、白环俞等穴各 0.5 分钟；五指拿法、掌揉法、双掌分推法施于腰骶部各 3～5 遍；以掌横擦腰骶部八髎穴，以透热为度。

【辨证加减】

(1) 脾虚：加拇指按揉期门、章门、天枢各 0.5 分钟；掌擦期门、章门，掌揉胃脘部、脐部，均以透热为度；掌摩腹部逆时针方向操作 10～20 遍；以掌横擦小腹部，透热为度；拇指揉血海、足三里各 1～2 分钟；五指拿下肢 3～5 遍；掌擦背部脾胃区域、脾俞、胃俞、肝俞、以热为度；捏脊 3～5 遍。

(2) 肾虚：加揉摩丹田，擦少腹透热为度；拇指揉志室、命门、膀胱俞各 0.5 分钟；掌揉腰眼 1～2 分钟；掌擦肾俞、命门、腰阳关、涌泉穴，以热为度。

（3）湿热：加掌根推任脉，从神阙至曲骨推3～5遍；拇指点压中极、阴交各0.5分钟；掌摩腹部顺时针方向操作5～7遍；拇指点按阳陵泉、地机、丰隆、行间各0.5分钟；捏拿下肢内侧3～5遍，并从上至下推擦5～7遍；掌根推督脉，从大椎至长强推3～5遍；拇指按揉肝俞、胆俞、胃俞、膀胱俞、小肠俞、大肠俞等穴各1～2分钟。

【按语】本技法治则为温肾助阳、调经止带。医者按揉中脘、归来、冲门、石门、曲骨，能补气调经、利胆除湿、健脾燥湿止带；掌按带脉、关元、气海，能行少腹部气血，温肾助阳、行气除湿；拇指按揉阴陵泉、三阴交、脾俞、肾俞、三焦俞，能补益脾肾之气、助气化、行水气；按揉白环俞、八髎穴，五指拿法、掌揉法、双掌分推法施于腰骶部，能通调膀胱水道、化湿导滞、理胞止带。

（二）《实用推拿学》治疗带下病技法

【取穴】中脘、气海、关元、中极、章门、期门、带脉、肾俞、命门、阳关。

【手法】摩法、振法、一指禅推法、㨰法、按法、揉法、抹法、擦法。

【操作步骤】

（1）患者仰卧位，医者施摩法于腹部以气海、关元、中极穴为重点，约治疗8分钟，施振法于腹部约1分钟，一指禅推中脘、气海、关元、中极等穴约5分钟，按揉章门、期门穴各0.5分钟，按揉带脉穴2分钟。

（2）患者俯卧位，医者施㨰法于腰骶部约3分钟，按揉肾俞、命门、阳关穴，酸胀为度，搓两胁结束治疗。

【辨证加减】

（1）脾虚带下：按揉脾俞、胃俞、足三里、丰隆各 1 分钟；施擦法于脾俞、胃俞，以透热为度。

（2）肾阴虚：加横擦肾俞、命门，以透热为度；按揉双侧三阴交及涌泉穴，以酸胀得气为度。

（3）肾阳虚：加横擦肾俞、命门及大肠俞、腰阳关，以透热为度；直擦命门至十七椎，以透热为度。

（4）湿毒带下：加按揉八髎穴，约 2 分钟；横擦腰骶部，以温热为度。

（5）肝火带下：加推双侧桥弓穴 3~5 遍；按揉期门、章门、肝俞、胆俞、大肠俞、小肠俞、太冲穴，每穴 0.5 分钟；斜擦两胁部，以温热为度。

【按语】中医学对带下病的辨证施治有特别的优势。中医认为白带是由脾运化、肾闭藏、任带二脉司约的一种阴液，若脾失健运、肾气不足、湿毒入侵，可致任脉不固、带脉失约，则见带下。临床应详辨带下的量、色、质、味，以及兼证，舌脉，才能掌握病机。虚证补之宜涩，实证清之宜攻，慎用固涩，以免闭门留寇。摩腹，重点摩气海、关元、中极，以益肾固冲；施振法于腹部，以补气温阳；搓两胁，揉按章门、期门、带脉，以疏肝、健脾、固带。

(三)《中华推拿奇术》治疗带下病技法

1. 脾失健运

【取穴】气海、足三里、三阴交、丰隆、脾俞、胃俞等。

【手法】按法、揉法、推法、摩法等。

【操作步骤】

（1）患者仰卧位，医者位于患者左侧，施腹部掌按法于气海穴，持续按压约 5 分钟，使患者腹部有发热感；再施腹部掌团摩法于肚脐部，缓缓摩动，操作时间约 1 分钟；施拇指按、揉法或一指禅推法于足三里、三阴交、丰隆穴，每穴操作 1 分钟。

（2）患者俯卧位，医者位于患者左侧，施拇指按、揉法或一指禅推法于脾俞、胃俞穴，每穴操作时间 1 分钟。

2. 肾阳不足

【取穴】神阙、足三里、太溪、阴谷、气海俞、肾俞、命门等。

【手法】按法、揉法、擦法、推法等。

【操作步骤】

（1）患者仰卧位，医者位于患者左侧，施腹部掌按法于神阙穴，持续按压约 5 分钟，使热透丹田；施掌揉法于腹部，操作时间约 3 分钟，使患者下腹部、会阴部有发热感；施拇指按、揉法于足三里、太溪、阴谷穴，每穴操作时间 1 分钟。

（2）患者俯卧位，医者位于患者左侧，施拇指按、揉法或一指禅推法于气海俞、肾俞、命门穴，操作时间约 3 分钟；施擦法于背部足太阳经，顺经反复摩擦，然后再横擦腰骶部的肾俞、命门穴，均使被摩擦部位出现发热感。

3. 肾阴亏虚

【取穴】关元、中极、涌泉、太溪、三阴交、脾俞、胃俞、肾俞等。

【手法】按法、揉法、摩法、推法、擦法等。

【操作步骤】

（1）患者仰卧位，医者位于患者左侧，用腹部掌按法施于关元，持续按压约 5 分钟，使腹部有发热感；施拇指按揉法于中极穴，持续按压约 3 分钟；施腹部掌按法于小腹部，操作时间约 1 分钟；施掌团摩法于小腹部，操作时间 1 分钟；施拇指按、揉法于太溪、三阴交穴，每穴操作时间 1 分钟。施擦法于足底部，重点于涌泉穴，以透热为度。

（2）患者俯卧位，医者位于患者右侧，施拇指按、揉法于脾俞、胃俞、肾俞穴，操作时间约 5 分钟。

4. 肝郁化火

【取穴】中脘、章门、期门、太冲、中都、肝俞、胆俞、大肠俞、小肠俞。

【手法】按法、揉法、疏法、推法等。

【操作步骤】

（1）患者仰卧位，医者位于患者左侧，施腹部掌按法于中脘，持续按压约 5 分钟，以透热为度；施拇指按、揉法于带脉、章门、期门穴，每穴操作时间 1 分钟；施疏法于两胁部，以透热为度。施拇指按、揉法或一指禅推法于太冲、中都穴，每穴操作 1 分钟。

（2）患者俯卧位，医者位于患者右侧，施拇指按、揉法于肝俞、胆俞、大肠俞、小肠俞，操作时间约 2 分钟。

5. 湿热下注

【取穴】带脉、三阴交、阴陵泉、行间、肝俞、脾俞、胃俞、三焦俞、肾俞、膀胱俞等。

【手法】按法、揉法、摩法、推法等。

【操作步骤】

（1）患者仰卧位，医者位于患者左侧，施拇指按、揉法于带脉穴，操作时间1分钟；施腹部掌团摩法于下腹部，操作时间约1分钟；施拇指按、揉法于三阴交、阴陵泉、行间穴，每穴操作约1分钟。

（2）患者俯卧位，医者位于患者左侧，施拇指按、揉法于肝俞、脾俞、三焦俞、肾俞、膀胱俞，反复操作约5分钟。

6. 湿热内侵

【取穴】阴交、三阴交、阴陵泉、足三里、丰隆、行间、太冲、肝俞、脾俞、胃俞、肾俞、膀胱俞、大肠俞、小肠俞、腰阳关、八髎。

【手法】按法、揉法、推法、运法等。

【操作步骤】

（1）患者仰卧位，医者位于患者左侧，施腹部掌按法于阴交穴持续按压约5分钟；施腹部掌揉法或掌运法于小腹部，反复揉运，操作时间约1分钟；施拇指按、揉法于足三里、三阴交、阴陵泉、丰隆、太冲、行间穴，每穴操作1分钟。

（2）患者俯卧位，医者位于患者右侧，施拇指按、揉或一指禅推法于肝俞、脾俞、胃俞、肾俞、大肠俞、小肠俞、膀胱俞、腰阳关穴，操作3～5分钟。

（3）施掌擦法于腰骶部，重点擦八髎穴，持续操作1～2分钟，以透热为度。

【按语】古人对带下病有青、黄、赤、白、黑之分，但总以湿为主因，而且以湿热为多，均与肝、脾、肾三脏有关，尤其与肝、脾关系最为密切。治疗原则以燥湿清热、理脾疏肝、温阳化湿、化瘀止带为主，结合具体情况辨证论治。医者将带下病分为六型，注重在辨证分型的基础上调整手法及腧穴。对于脾失健运型，施腹部掌按法于气海穴，以补其元气，气足则湿邪得化；一指禅推法于足三里、三阴交、丰隆穴以健脾化湿。对于肾阳不足型，掌按神阙以温补肾阳、温阳救逆，施拇指按、揉法于足三里、太溪、阴谷穴以助肾培元、固涩止带。对于肾阴亏虚型，施拇指按、揉法于太溪、三阴交穴，施擦法于涌泉穴，以滋肾阴、清热除湿。对于肝郁化火型，施拇指按、揉法于带脉、章门、期门以疏肝理气、导热下行，施拇指按、揉法于肝俞、胆俞、大肠俞、小肠俞以通调脏腑气机，达到疏肝解郁、清泻肝火的目的。对于湿热型，则施拇指按、揉法于三阴交、阴陵泉、行间穴以健脾利湿、清肝泄热，施拇指按、揉法于肝俞、脾俞、三焦俞、肾俞、膀胱俞以调节脏腑气机、助清利湿热之功。对不同证型采用不同的手法及腧穴，均是达到调和冲、任、带脉气血的目的。

（四）《中华腹部推拿术》治疗带下病技法

1. 脾肾两虚

【取穴】建里、梁门、太乙、水分、归来、气海、带脉、足三里、肾俞、昆仑、天枢等。

【手法】揉法、推法、按法、摩法、擦法等。

【操作步骤】

（1）患者仰卧位，医者蘸适量润滑剂，在腹部先施以按揉手法1～2分钟，然后旋转推擦建里、梁门、太乙、气海、关元、足三里穴区，每穴约 1.5 分钟，接着在腹部做叩揉、团摩法 3 分钟。最后拿捏带脉穴 3 次，点按水分、归来、天枢各 1 分钟，拨足三里穴处之大筋若干次。

（2）患者俯卧位，医者先在其腰背部施以滚、揉、推、按 2 分钟，揉按推擦脾俞、肾俞、三焦俞、胃仓各 1 分钟，最后拿捏昆仑穴数次，结束操作。

2. 肾阴不足

【取穴】复溜、三阴交、阴陵泉、涌泉、气海、关元、中极、带脉、归来、阴交、肾俞、肺俞等。

【手法】揉法、推法、按法、擦法、滚法、摩法等。

【操作步骤】

（1）患者仰卧位，医者蘸适量润滑剂，在腹部施以揉、摩、按、推、运法 3 分钟，接着旋转推按、揉按气海、关元、三阴交、中极、归来穴各 1 分钟，拿捏带脉 3～5 次。

（2）医者沿两腿内侧推、揉、擦、按 3 分钟，然后揉按三阴交、复溜、阴陵泉各 1 分钟，接着由复溜向下推运 1 分钟，擦揉涌泉穴 1 分钟。

（3）患者俯卧位，医者在腰背部施以揉、按、滚、推法 2 分钟，推擦肺俞、膏肓、肾俞各 1 分钟，最后揉按小腿，结束操作。

3. 湿热内蕴

【取穴】建里、中脘、水分、天枢、带脉、章门、太冲、足三里、三焦俞、脾俞、胃俞、肝俞等。

【手法】抹法、运法、推法、揉法、摩法等。

【操作步骤】

（1）患者仰卧位，医者蘸少许润滑剂，先在腹部施以揉、按、摩法1～2分钟，然后揉按建里、中脘、水分、天枢、归来、每穴约1分钟，抹运章门36次，拿带脉数次。

（2）医者拿捏足三里1分钟，擦太冲0.5分钟，推运足三阴经1分钟，拿带脉数次。

（3）患者俯卧位，医者在腰背部施以按、擦、推法1分钟；揉按、推擦脾俞、胃俞、肝俞、三焦俞每穴0.5分钟，腰骶部推摩1分钟，结束操作。

【按语】本技法以健脾除湿、益肾固带为治则。揉按建里、梁门、太乙以促进脾胃的运化功能及水湿代谢；揉按水分、归来，以利水除湿；带脉属足少阳胆经，为带脉经气所过之处，拿捏该穴以疏肝利胆、化湿导滞、调经理带；足三里属多气多血之足阳明胃经，捏该穴能补气活血、推动水液代谢；复溜为足少阴肾经经穴，推运复溜以益肾经、利水湿；三阴交、阴陵泉属足太阴脾经，通于冲任胞脉，揉按三阴交以健脾利湿、导滞降浊；气海是元气聚会之处，按揉该穴偏于温养胞脉；揉按关元偏于助肾固本、补益元气；中极为膀胱经募穴，偏于利湿降浊、行气导滞；阴交居于脐下，位于下腹，属于任脉，通于冲脉，揉按阴交以调和冲任气血。

（五）《推拿》治疗带下病技法

【取穴】以腹部及腰骶部为主，取带脉、中脘、气海、关元、中极、腰阳关、三阴交、血海、足三里、太溪、八髎等。

【手法】一指禅推法、按法、揉法、摩法等。

【操作步骤】

（1）患者仰卧位，医者坐其右，用右手手掌紧贴患者腹部沿顺时针方向摩腹5分钟；按揉带脉、中脘、气海、关元、中极等，各1分钟；用一指禅推法和掐法，推掐三阴交、血海，各1分钟。按揉足三里、太溪，各1分钟。

（2）患者俯卧位，医者用一指禅推法推腰阳关、八髎，各2分钟；擦八髎穴，以透热为度。

【辨证加减】

（1）脾肾阳虚：加按揉脾俞、胃俞、肾俞、命门、大肠俞、白环俞各1分钟，然后一指禅推大肠俞、白环俞各1分钟，随后按揉涌泉穴1分钟，擦涌泉穴，以透热为度。

（2）肾阳虚：加拨揉少商、肾俞、命门、志室、大肠俞、白环俞各1分钟，擦肾俞、命门、志室，以透热为度。

（3）阴虚挟湿：加按揉少冲、白环俞各1分钟，一指禅推小肠俞、白环俞、涌泉穴各1分钟，随后擦白环俞、涌泉穴各1分钟。

（4）湿毒下注：加按揉阳陵泉、丰隆、隐白各1分钟，一指禅推归来1分钟，最后拿合谷10遍。如遇肝火偏旺者，可加按揉章门、期门、脾俞、肝俞、胆俞、大敦、行间、太冲各1分钟，搓两胁10遍结束治疗。

【按语】本技法治疗此病时，多施术于腰骶部，注重腰骶部选穴配伍，并采用摩、擦等手法来提高盆腔温度。揉带脉、气海、关元、中极，以培补肾气、调理带脉；擦八髎穴，以疏肝利胆、温煦膀胱；摩腹，以理胞止带。此外，刺激腹部任脉及带脉的穴位，以激发相应经络的经气，达到冲任调和之目的。

（六）《中国推拿治疗学》治疗带下病技法

1. 脾虚

【取穴】以任脉、足阳明胃经及足厥阴肝经为主，取中脘、下脘、气海、关元、足三里、天枢、白环俞、带脉、五枢、维道等穴。

【手法】一指禅推法、掌摩法、按揉法、擦法等。

【操作步骤】用一指禅推法推腹部任脉、带脉，在腹部循环路线往返多次；然后用掌摩法摩少腹，重点推摩中脘、下脘、带脉、五枢、维道、气海、关元、天枢，每穴约1分钟；再按揉足三里、三阴交，以酸胀为度；最后用擦法擦腰骶部，以腰骶及小腹部有热感为度，重点擦白环俞。

2. 肾阳虚

【取穴】以任脉、带脉及督脉为主，取命门、白环俞、气海、关元、五枢、维道、带脉等穴。

【手法】摩法、揉法、擦法、一指禅推法等。

【操作步骤】

（1）患者仰卧位，医者坐于右侧，用全掌顺时针方向推摩少腹部，时间约6～8分钟，重点推摩任脉和带脉；然后用一指禅推法推关元、气海、五枢、维道、带脉，擦少腹部，以透热为度。

（2）患者俯卧位，医者用全掌擦督脉和横擦腰骶部，以透热为度，重点擦白环俞。

3. 湿热

【取穴】以任脉、带脉和足阳明胃经、足厥阴肝经经穴为主，取气海、关元、五枢、维道、带脉、足三里、丰隆、太冲、行间、三阴交等穴。

【手法】一指禅推法、揉法、摩法、按法等。

【操作步骤】用全掌逆时针方向摩腹6～8分钟，用一指禅推法推任脉，重点推气海、关元，然后推带脉交会穴五枢、维道、带脉，每穴推0.5分钟；按揉足三里、丰隆、太冲、行间，以酸胀为度。

【按语】本技法治疗带下从脾虚、肾阳虚、湿热蕴积三方面着手，以健脾益气、补肾助阳、清热除湿。摩揉中脘、下脘、天枢、气海、关元，健脾益气、调理任带两脉之经气而化湿清热。按揉足三里、丰隆、三阴交健脾渗湿，配以推揉五枢、维道、带脉等穴位可调经束带。擦腰骶部以温通下焦、利水渗湿。顺时针摩腹部冲脉、任脉，以调补冲任二脉；擦督脉、命门以补真阳。擦腰骶部及白环俞，以温通下焦而温养冲任。按揉太冲、行间，以清肝经之郁热。诸法合用，诸症除而带自调。

(七)《推拿大成》治疗带下病技法

【取穴】中脘、关元、中极、肾俞、命门、腰阳关、三阴交、八髎等。

【手法】推法、摩法、揉法、按法。

【操作步骤】揉中脘，推中脘，摩腹，揉腹，推关元、中极，按三阴交，推肾俞、命门、腰阳关，按八髎。

【辨证加减】

(1) 脾虚带下：加推脾俞、胃俞、脾俞、胃俞，按揉足三里。

（2）肾阴虚带下：加推白环俞，按揉三阴交、涌泉。

（3）肾阳虚带下：加揉肾俞、命门、大肠俞、白环俞，推大肠俞、白环俞。

（4）肝火带下：按揉章门、期门、搓两肋、推肝俞、小肠俞，按揉肝俞、小肠俞，拿太冲。

（5）湿毒带下：加按揉阴陵泉、三阴交，推八髎。

【按语】本技法主要采用推、摩、揉、按等手法，重点施术于腹部和腰骶部。推关元、中极，以调节任脉之经气，增强其约束之功能；按揉三阴交，通过对足三阴经的治疗增强三阴经的经气运动，以推动、调节带脉；揉腹，摩腹，以培补元气，使足三阴经及任、带二脉经气充盈，以利进一步调节任、带二脉之功能；揉、推中脘，以健脾益气、理气化湿；推肾俞、命门、腰阳关，以调补肾之阴阳；按八髎，以温阳止带。以上诸法合用，以达健脾益气、益肾止带之功效。

（八）《齐鲁推拿医术》治疗带下病技法

1. 脾虚湿盛

【取穴】气海、关元、带脉、白环俞、阴陵泉。

【操作步骤】膊运中腹部（以中脘为中心），指揉气海、关元，膊运带脉，指揉白环俞，施�腹叩振法、分肋推摩法、推腹摩运法（见月经先期气虚型）；指按阴陵泉。

2. 肾虚

【取穴】肾俞、志室、命门、中脘等。

【操作步骤】膊运肾俞、志室、命门，施分肋推抹法、搋腹叩振法、壮腰搋擦法（见月经先期气虚型），施压脊揉运法（见月经后期痰滞型）；膊运中腹部（以中脘为中心）。

3. 湿毒

【取穴】白环俞、气海、三阴交、行间、阳陵泉、足三里、脾俞、胃俞、胆俞。

【操作步骤】

（1）指揉白环俞、气海、点三阴交，施分肋推抹法、推腹摩运法、搎腹叩振法（见月经先期气虚型），施拿腹提抖法、开胸点振法（见月经后期气郁型）。

（2）掐揉行间、阳陵泉、足三里，揉脾俞、胃俞、胆俞。

【按语】本技法将带下病分为脾虚湿盛、肾虚和湿毒三型，在分肋推摩法、搎腹叩振法、压脊揉运法、壮腰搎擦法等特色手法基础之上，依据中医辨证治疗。脾虚湿盛型治宜健脾利湿、止带。气海、关元为元气、肾阳聚集之处，指揉二穴能益气补虚、温肾暖胞；膊运带脉、指揉白环俞以调和冲任带三脉气血；指按阴陵泉，以健脾利湿。肾虚型治宜益肾培元、固涩止带。膊运肾俞、志室，以调补肾气；中脘为胃之募穴，且为脏会，命门擅培补元气，膊运命门能促进气血津液的生成。湿毒型治宜清热解毒祛湿。指揉白环俞、气海、三阴交，以通调膀胱水道、化湿止带；掐揉足三里、行间、阳陵泉，以清热利胆、滋阴除湿；揉脾俞、胃俞、胆俞背俞穴，以补益相应脏腑的经气，提高脾、胃、胆的生理功能。

（九）《中医推拿学》治疗带下病技法

【取穴】中脘、下脘、气海、关元、中极、章门、期门、带脉、肾俞、命门、腰阳关、白环俞。

【手法】一指禅推法、按法、揉法、摩法、搓法。

【操作步骤】

（1）患者仰卧位，用逆时针方向的掌摩法，在腹部作顺时针方向治疗，约 4 分钟。然后用一指禅推法或掌揉法从中脘沿任脉向下至中极治疗，重点在中脘、下脘、气海、关元、中极等穴，时间约 6 分钟。再按揉两侧章门、期门、带脉，重点在带脉穴。

（2）患者俯卧位，在腰部脊柱两旁及骶部用轻快的搓法治疗。然后用一指禅推法在两侧肾俞及白环俞治疗。再按揉两侧肾俞、命门、腰阳关、白环俞，以酸胀为度。最后搓腰胁部，时间约 7 分钟。

【辨证加减】

（1）脾虚：先按揉背部两侧脾俞、胃俞，再横擦左侧背部脾胃区域，以透热为度；用一指禅推法或按揉法施于两侧足三里，每穴 2 分钟；然后按揉两侧丰隆穴。

（2）肾阴虚：加强肾俞及白环俞的治疗，再横擦肾俞、命门，以温热为度；按揉两侧涌泉穴，在酸胀得气后再持续 1 分钟；然后沿足底纵轴直擦，以透热为度；再按揉两侧三阴交，以酸胀为度。

（3）肾阳虚：加强肾俞及白环俞的治疗，再横擦肾俞、命门及大肠俞、腰阳关，以透热为度；直擦命门到十七椎，以透热为度。

（4）肝气郁结：推两侧桥弓穴，以桥弓松软为度；加强章门、期门的治疗，再按揉肝俞、胆俞、大肠俞小肠俞，掐太冲穴，均以酸胀为度；斜擦两侧胁部，以微有温热为度。

（5）湿毒蕴结：用一指禅推或按揉八髎穴，时间约 4 分钟；横擦大肠俞、腰阳关，以小腹透热为度；再横擦骶部，以热量透达下肢为度。

【按语】一指禅推或掌揉中脘、下脘、气海、关元、中极等穴位，旨在调和任脉气血；按揉两侧章门、期门，以调和肝脾、健脾燥湿、疏肝理气；重点揉按带脉穴，以提高带脉的约束之功；一指禅推和按揉肾俞、命门、阳关等穴以助肾气、温肾固元、调冲束带。医者施用上述手法纠正脾湿、肝郁、湿毒、肾虚，共达调理冲任治疗带下之目的。

四、验案举隅

石学敏治疗带下病医案

刘某某，女，44 岁。主诉：黄带颇多，稠黏如脓，有臭味，3 月余。病史：患者近 3 月余带下颇多、色黄、质稠黏、有臭味，终日淋漓不断，近日症状加重，阴部湿痒颇剧，内裤 1 日数换。曾就诊于某西医院妇科，予以抗菌素，药名不详，治疗 1 周，效果不显，自觉心烦失眠，头晕，故来我科治疗。查体：患者舌质绛红，苔黄腻，脉象弦滑数。请妇科医生检查，宫颈轻度糜烂，涂片检查发现滴虫。

中医诊断：带下病，湿热下注型。

西医诊断：滴虫性阴道炎。

治则：清热利湿。

手法：按法、揉法、摩法、推法。

取穴：带脉、三阴交、阴陵泉、行间、肝俞、脾俞、胃俞、三焦俞、肾俞、膀胱俞。

操作步骤：患者仰卧位，医者位于患者左侧，用拇指按、揉法于带脉穴，操作 2 分钟；继用腹部掌团摩法于下腰部，操作 2 分钟；再用拇指按、揉法或一指禅推法于三阴交、阴陵泉、行间穴，每穴操作 1 分钟。然后患者俯卧位，医者位于患者右侧，用拇指按、揉法或一指禅推法于肝俞、脾俞、胃俞、三焦俞、肾俞、膀胱俞，反复操作 5 分钟。

治疗过程：每天治疗 1 次，6 天为 1 疗程。经过 1 个疗程治疗后，阴道内刺痛感消失，黄带量少，臭味减轻，仍感心烦。又经 2 个疗程治疗后，黄带已干净，诸症状明显减轻，4 个疗程后，患者痊愈。随访患者 3 个月，未复发。

按语：本例属于湿热下注型带下，既有湿又有热，治疗时以清热利湿为主。带脉穴属足少阳胆经，交会带脉，揉带脉穴以疏肝利胆、燥湿止带；三阴交为肝、脾、肾三经交会穴，又通于冲任，揉三阴交以健脾利湿、疏肝理气、益肾行水；阴陵泉为脾经之合穴，长于祛湿；行间为足厥阴肝经之荥穴，"荥主身热"，有清肝、泻热、利湿之功；一指禅推肝俞、脾俞、胃俞、三焦俞、肾俞、膀胱俞，以疏肝理气、补脾益胃、助肾气、增强膀胱气化功能。诸法合用能清热利湿、燥湿止带。

第三章 产后病

产妇在新产后及产褥期发生与分娩或产褥有关的疾病，称为产后病。产后疾病临床常见的有产后腹痛、产后排尿异常、产后大便难、产后身痛、产后缺乳、乳汁自出等。

产后病的病因病机，可归纳为三个方面：一是亡血伤津，由于分娩用力、出汗和产伤或失血过多，使阴血暴亡，变生他病，易致产后腹痛、产后大便难等；二是瘀血内阻，产后余血浊液易生瘀滞，或胞衣残留或感染邪毒，均可导致瘀血内阻、败血为病，常致产后腹痛、产后身痛等；三是外感六淫或饮食房劳所伤，导致产后气血俱伤，元气受损，抵抗力减弱，所谓"产后百节空虚"，稍有感触或生活不慎，导致产后腹痛、产后缺乳等病。

产后病的诊断，除运用四诊八纲外，还须根据新产后的生理、病理特点，注意"三审"。即先审小腹痛与不痛，以辨有无恶露停滞；次审大便通与不通，以验津液的盛衰；再审乳汁的行与不行和饮食多少，以察胃气的强弱。同时还应结合产时、产后情况，参以脉症及产妇体质，或配合必要的妇科检查和辅助检查，进行综合分析，以做出正确的诊断。

产后病的治疗，应根据亡血伤津、瘀血内阻、多虚多瘀的特点，本着"勿拘于产后，亦勿忘于产后"的原则。临证时须细心体察，结合病情进行辨证论治。选方用药，必须兼顾气血，开郁勿过耗散，消导必兼扶脾，祛寒不宜过于温燥，清热勿过于苦寒。同时，应掌握产后用药"三禁"，即不可汗、不可下、不可利小便，以免亡阴伤津液。此外，对产后病的危急重症，如产后血晕、产后痉证、产后发热等，临证时必当详察，及时明确诊断，必要时中西医结合治疗，以免贻误病情。

产后病的调护应注意慎起居、适寒温、节饮食、和情志、禁房事、勤清洁，有外伤应及时修复。因急产或滞产疑有产道感染者，必要时应作预防性治疗，以免感染邪毒。

第一节　产后身痛

一、概述

产妇在产褥期内出现肢体关节酸痛、麻木、重着者，称"产后身痛"，亦称"产后遍身疼痛"、"产后关节痛"或"产后痛风"，俗称"产后风"。

本病首见《产育保庆集》。本病的发病机理与产褥期的生理有关，产后气血虚，虚损未复，风寒湿邪乘虚入侵机体，使气血凝滞，或经络失养；或产后余血未净，瘀阻经脉，导致肢体关节疼痛。本病辨证重在辨其疼痛的性质，治疗以养血活血、通络止痛为主。肢体酸痛、麻木者，多属虚证；疼痛按之加重者，多为瘀证；疼痛游走不定者为风；冷痛喜热敷而痛减者多寒；重着而痛者多湿。

二、诊断要点

（1）症状：产妇在产褥期内，出现肢体关节酸痛、麻木、重着等症状。

（2）妇科检查：无异常发现。

（3）辅助检查：关节活动不利或关节肿胀，局部无红、肿、灼热。

三、推拿技法

（一）《实用推拿治疗学》治疗产后身痛技法

【取穴】以风池、肩井、血海、足三里、膈俞、肝俞、脾俞、肾俞、胞肓、命门、八髎、督脉、中脘、气海、关元、神阙等为主。

【手法】按揉法、拿法、擦法、一指禅推法、摩法等。

【操作步骤】

（1）颈肩四肢部操作：患者坐位，医者先拿风池，按揉大椎、风门、肺俞、曲池、合谷各 0.5 分钟，然后拿肩井，横擦大椎。患者仰卧位，点按血海、足三里、三阴交各 0.5 分钟，然后屈伸活动四肢关节。

（2）胸腹部操作：患者仰卧位，双下肢微屈，医者用一指禅推法或按揉法沿中脘、气海、关元操作，约 5 分钟，然后摩腹、揉脐 10 分钟。

（3）腰背部操作：患者仰卧位，医者用一指禅推法或按揉法施于膈俞、肝俞、脾俞、肾俞、胞肓各 0.5 分钟，由下至上捏脊 7～10 次，然后直擦督脉，横擦命门、八髎，以透热为度。

【辨证加减】

（1）血虚：点按百会、神庭、内关、劳宫、太冲各0.5分钟，轻叩脊柱两侧及腰骶部。

（2）血瘀：按揉百会、府舍、归来、阴陵泉、地机、丘墟、气冲各0.5分钟，掌振下腹部约2分钟。

（3）风寒：按揉百会、府舍、归来、气冲各0.5分钟，轻叩脊柱两侧及腰骶部。

（4）肾虚：按揉府舍、归来、气冲、太溪各0.5分钟，直擦涌泉，以透热为度，然后掌振下腹部约2分钟。

【按语】妇人产后多虚、多瘀。本例技法中拿风池，按揉大椎、风门、肺俞，以祛风散寒、益肺固表；拿肩井，点按血海、足三里以补气活血、行气化瘀；一指禅推或揉按肝俞、脾俞、肾俞、胞肓、命门、八髎、中脘、气海、关元、神阙等穴以培补先后天，旨在调理任脉气血。以上技法共达补虚祛瘀止痛之功效。

（二）《妇产科疾病针灸推拿治疗学》治疗产后身痛技法

1. 血虚

【取穴】肝俞、胆俞、肾俞、膈俞、委中、承山、环跳、足三里、三阴交等。

【手法】㨰法、点按法、揉法、擦法等。

【操作步骤】施㨰法于脊柱两侧，重点操作肝俞、胆俞、肾俞、膈俞等穴，自上而下操作2～3次；并向下㨰至臀部、股后部、小腿后部，以腰两侧环跳、委中、承山及跟腱部为重点，治疗约5分钟。然后加按、揉两侧膈俞、足三里、三阴交，以微感酸胀为度。最后直擦背部督脉，以透热为度。

2. 外感

【取穴】以华佗夹脊穴、阿是穴、背俞穴为主。

【手法】滚法、点按法、按法、揉法、擦法等

【操作步骤】先用推法施治于华佗夹脊穴10分钟，再用拇指揉按法施治于阿是穴各1分钟。

【辨证加减】

（1）气血虚弱：加拇指揉背俞穴、足三里穴各1分钟。

（2）寒湿潜伏：加按命门、关元穴，并揉搓至温热为度。

（3）风寒外袭：加指按风府以及双侧风池、曲池。

【按语】医者在治疗产后身痛时从调理背部督脉、膀胱经腧穴及局部疼痛部位着手。因背为阳，腹为阴，督脉总督一身之阳气，且背部有五脏六腑相应的背俞穴，所以通过手法刺激背俞穴及督脉，以达到调理脏腑、振奋一身之阳气、行气止痛的作用。

（三）《中华腹部推拿术》治疗产后身痛技法

1. 血虚

【取穴】足三里、三阴交、气海、关元、脾俞、三焦俞、膈俞、建里、梁门、幽门、带脉等。

【手法】按法、揉法、点法、摩法、滚法、拨法、推法等。

【操作步骤】

（1）胸腹部及下肢操作：患者仰卧位，医者蘸少许润滑剂，在腹部先揉、按、推、摩3～5分钟，再揉按建里、

梁门、幽门、气海、关元穴，每穴 1 分钟。然后医者沿顺时针方向揉、摩 36 次，扣按带脉 1 分钟，沿任脉方向向上提拿腹部肌肉 7 次。最后揉按足三里、三阴交穴各 1 分钟。

（2）腰背部及下肢操作：患者俯卧位，医者在腰背部先施以𠭊法、推法、揉法、拨法 2～4 分钟，接着点、按、揉、推膈俞、脾俞、三焦俞，每穴约 1.5 分钟，最后拨足三里、三阴交处大筋，结束操作。

2. 风寒

【取穴】合谷、大椎、肩井、肺俞、绝骨、风市、建里、中脘、梁门、气海、关元、血海、梁丘、曲池、脾俞、胃俞、膈俞、风池、风府、外关等。

【手法】点按法、揉法、推法、𠭊法、摩法、运法、抹法、擦法等。

【操作步骤】

（1）胸腹部及下肢操作：患者仰卧位，医者蘸少许润滑剂，在腹部按揉、摩、运、抹 2～4 分钟，点按建里、中脘、梁门、气海、关元各 1 分钟，擦小腹两侧 1 分钟，扣按带脉穴 1 分钟，沿任脉走向向上提拿腹部肌肉 7 次。按揉、拿捏足三里、三阴交各 1 分钟，然后推擦足三阳经、绝骨、风市各 1 分钟，拿捏血海、梁丘 1 分钟。

（2）腰背部及下肢操作：患者俯卧位，医者在腰背部施以𠭊、揉、按法 1～3 分钟，然后揉按脾俞、胃俞、膈俞各 1 分钟，腰骶部横推、横摩法 1 分钟。

（3）颈项部及上肢操作：患者坐位，医者推擦风池、风府 0.5 分钟，揉擦大椎、肺俞 1 分钟，拿捏肩井 7 次，揉曲池、外关、合谷穴1分钟，结束操作。

3. 肾虚

【取穴】气海、关元、然谷、复溜、太溪、肾俞、命门、中极、三阴交、膀胱俞等。

【手法】点按法、揉按法、拿法、推法、运法、揉法、擦法、摩法、搓法、推按法等。

【操作步骤】

（1）胸腹部操作：患者仰卧位，医者蘸少许润滑剂，揉按、摩腹部1～3分钟，点按气海、关元、中极、三阴交各1分钟，叩按带脉1分钟，沿任脉方向提拿腹肌7次。医者点按然谷、复溜、太溪、三阴交各1分钟，然后由然谷至三阴交方向推1～3分钟。

（2）腰背部操作：患者俯卧位，医者推按、揉、搓腰背部2～4分钟，推揉脾俞、胃俞、肾俞、膀胱俞各1.5分钟，腰骶部施运、横推、揉法、擦法5分钟，结束操作。

【按语】产后病以虚、瘀为特点，治疗原则为补益气血、益肾温阳。因脾为后天之本、气血生化之源，产后身痛的治疗应注重调理脾胃，培补后天，从而化生气血、滋养周身而减轻身痛。揉按建里、梁门、幽门三穴能促进脾胃的运化功能，从而使气血生化有源；拨足三里、三阴交穴处大筋具有补气活血、补脾益肾疏肝的作用；气海、关元为元气、元阳汇聚之所，摩腹后点按之，可提高人体正气；点按、揉推脾俞、胃俞、膈俞、三焦俞以增强脏腑的生理功能，从而使各脏腑各司其职，气血运行四肢百骸而祛除疼痛。

（四）《齐鲁推拿医术》治疗产后身痛技法

1. **外感**

【取穴】风池、尺泽、曲池、合谷、阴池、水沟、关元、风市、犊鼻、身柱、肾俞等。

【操作步骤】

（1）擦风池，掐揉尺泽、曲池、合谷、阴池，掐水沟，膊运关元、风市，掐揉犊鼻，揉身柱、肾俞，施㨰臂推拿法、扳臂搓理法、推背捏拿法（见月经先期血热型）、拨络叩挠法（见月经后期血寒型）、㨰腿运捏法、揉腿搓摩法。

（2）捏揉阳陵泉、昆仑。

㨰臂推拿法：患者坐位或仰卧位伸臂，医者以掌㨰法施于疼痛部位，逆经或顺经，可㨰而走，亦可㨰而守，再用推、拿法，可反复操作。

扳臂搓理法：医者先于肩部施以扳法，再自上而下搓臂、搓掌、理指即可。

㨰腿运捏法：患者俯卧、侧卧或仰卧，医者站于侧。循腿在所取经穴施以各种㨰法；根据不同病证，做时运或膊运法，再以捏法于所取部位、穴位施术。临床常沿中线及两侧旁开1寸，分别由腘窝捏至昆仑、太溪，又称捏运法。

揉腿搓摩法：患者、医者体位同上。按病症所需，施以各种不同揉法，再行搓、摩操作即可。

2. **血虚**

【取穴】肩井、手三里、外关、足三里、照海等。

【操作步骤】

（1）摩挲益脑法，拿双侧肩井，掐揉手三里、外关，施摩挲益脑法（见月经先期气虚型），施搓臂推拿法、搓腿运捏法（见产后身痛外感型），施拨络叩挠法（见月经后期血寒型）、推背捏拿法（见月经先期血热型）。

（2）揉拿双侧足三里、照海。

四、验案举隅

毛雪芬治疗产后身痛医案

方某，女，29 岁，初产妇，1993 年 10 月 9 日初诊。产后二月余，周身关节疼痛酸楚，下肢尤甚，遇冷加重，四肢凉麻，头晕无力，心悸、眠差、面色少华。舌淡苔白、脉象沉细。

诊断：产后身痛，复感外邪型。

治则：补益气血，疏经通络。

取穴：百会、肩井、天宗、肝俞、脾俞、胃俞、大肠俞、关元、血海、环跳、委中、足三里、阳陵泉、承山、三阴交、缺盆、肩髃、手三里、内关、合谷等。

手法：点法、一指禅推法、拿法、搓法、揉法等。

操作步骤：

（1）全身操作：依次点按百会、肩井、天宗、肝俞、脾俞、胃俞、大肠俞、环跳、委中、承山、足三里、阳陵泉、关元、血海、三阴交、缺盆、肩髃、手三里、内关、合谷，用补法，以有得气感为宜，使全身气血通畅，为下一步的治疗作准备。

（2）躯干部操作：患者俯卧位，医者用五指自头顶拿五经至颈项部，再拿肩井，然后用一指禅推法、㨰法沿背部膀胱经上下往返治疗，时间约 8 分钟，以肝俞、脾俞、肾俞、大肠俞为主。再㨰大椎至肩峰处，沿冈上肌往返数次。

（3）四肢部操作：①下肢：用㨰法沿臀部向下至大腿、小腿，以环跳、委中、承山及跟腱为重点治疗部位，同时配合膝关节后伸的被动活动，时间约 5 分钟。②上肢：用㨰法沿上臂内侧向下至前臂，以肘关节及其周围为重点治疗部位，在进行手法治疗的同时配合上肢外展和肘关节伸屈的被动活动。继之在腕部手掌和手指用一指禅推法，同时配合腕关节活动，最后拿手三阴、手三阳经各 3 遍。

治疗经过：给予以上推拿治疗，隔日 1 次。初次手法毕，患者当时就感到周身如卸包袱，浑身舒畅并有热感。复诊时，关节痛锐减，头晕、肢麻亦轻，舌淡、苔薄白、脉沉细。又治疗 2 次以巩固疗效，随访 1 年未复发。

按语：本例治疗产后复感外邪所致的身痛，治疗时以散寒和补虚并重。"头为诸阳之会"，百会位于巅顶，点百会以醒神开窍；点缺盆、肩井、天宗以宣肺肃降、发汗解表；点按肝俞、脾俞、胃俞、大肠俞等以疏肝、健脾、益肾、通肠；点按关元、血海、足三里、三阴交以培补元气、补脾益肾、行气活血，调节一身气血；㨰环跳、委中、阳陵泉、承山等下肢部穴位，以强筋健骨、强健腰膝。以上手法能疏通下肢经络。点肩髃、手三里、内关、合谷四穴能疏通上肢经络，运行气血。通过以上操作以疏通全身气血，濡养四肢百骸而止身痛。

第二节　产后腹痛

一、概述

产妇分娩后至产褥期，出现以小腹疼痛为主症者，称"产后腹痛"，亦称"儿枕痛"。本病首见《金匮要略·妇人产后病脉证治》。

产妇分娩后，常有小腹部阵发性疼痛，乃产后子宫缩复所致，持续 3～5 天可逐渐消失，属生理现象。若小腹疼痛阵阵加剧或腹痛连绵，持续不已，影响产妇身体健康及子宫复旧者，则为病理现象，应予治疗。中医认为产后腹痛的主要病机是产后胞脉气血运行不畅，迟滞而痛。产后腹痛有虚实之分。血虚者，小腹隐隐作痛，腹软喜按，按之痛减，恶露量少，色淡；血瘀者，小腹疼痛剧烈，拒按，恶露量少，色紫暗，夹有血块。治疗重在调养气血，以使气血畅通，虚者补而调之，实者通而调之，但应注意产后多虚多瘀的特点。

西医学产后宫缩痛可参考本病辨证论治。

二、诊断要点

（1）症状：新产后，出现小腹部阵发性疼痛，持续 1 周以上不缓解，或腹痛剧烈难以忍受，且伴有寒热现象，恶露可有异常变化。

（2）妇科检查：触诊下腹部无压痛，呈阵发性收缩变硬。

（3）辅助检查：血常规、妇科 B 超等检查有助于本病诊断。

三、推拿技法

（一）《妇产科疾病针灸推拿治疗学》治疗产后腹痛技法

1. 处方一

【取穴】以气海、关元、肾俞、八髎为主。

【手法】摩法、按揉法、擦法等。

【操作步骤】

（1）胸腹部操作：摩腹，揉气海、关元。

（2）腰背部操作：按揉肾俞、八髎，以酸胀为度，擦腰部脊柱两旁及八髎，以透热为度。

【辨证加减】

（1）气滞血瘀：加按揉肝俞、章门、期门、膈俞，拿血海、三阴交，以酸胀为度。

（2）血虚寒凝：加直擦督脉，横擦肾俞、命门，以透热为度；按揉血海、三阴交。

（3）气血虚弱：加直擦督脉，以透热为度；摩腹加揉中脘，按揉脾俞、胃俞、足三里。

2. 处方二

【取穴】气海、关元、中极、脾俞、膈俞、足三里、三阴交、公孙等。

【手法】一指禅推法、按法、揉法、擦法等。

【操作步骤】摩腹，一指禅推或揉气海、关元、中极、脾俞、膈俞，按揉足三里、三阴交、公孙。寒凝血瘀加擦脾、胃俞；气滞加擦胁及少腹，搓胁肋部及背部。

3. 处方三

【取穴】神阙、气海、关元等。

【手法】摩法、揉按法、推法等。

【操作步骤】

（1）胸腹部操作：患者仰卧位，医者站其身旁，手掌着力，轻轻抚摩按揉腹部，揉按气海、关元等穴。再用手掌由上向下推揉小腹，反复3～5遍。

（2）腰背部操作：患者俯卧位，医者双手着力，自脊柱向两侧沿肋间隙分推，边推边向下移动位置，反复3～5遍。再由上向下沿两侧足太阳膀胱经，反复顺经推3～5遍。最后推揉臀部及下肢后侧，反复顺经推3～5遍。

【按语】西医学认为初产妇因子宫纤维较为紧密，子宫收缩不甚强烈，易复原，且复原所需时间也较短，疼痛不明显。经产妇由于多次妊娠，子宫肌纤维多次牵拉，复原较难，疼痛时间相对延长，且疼痛也较初产妇剧烈些。本技法主要施术于腹部及腰骶部，摩腹以促进腹部的气血运行；推膀胱经侧线及横擦腰骶部，以调理各脏腑，补肾暖胞。气滞血瘀者，加按揉肝俞、章门、期门，以疏肝行气；按揉膈俞，拿血海、三阴交，以活血行滞。血虚寒凝者，加直擦背部督脉以振奋阳气、散寒止痛；横擦肾俞、命门以温阳补肾，配合按揉血海、三阴交以活血行滞。气血虚弱者，揉中脘，按揉脾俞、胃俞、足三里以补益气血、行气止痛。

（二）《中华腹部推拿术》治疗产后腹痛技法

1. 血虚

【取穴】足三里、关元、气海、脾俞、胃俞、三焦俞、三阴交、中极、建里、梁门等。

【手法】擦法、揉法、点按法、推法、滚法等。

【操作步骤】

（1）胸腹部及下肢部操作：患者仰卧位，医者蘸少许润滑剂，先点按、捏揉足三里1分钟，三阴交2分钟；然后在腹部施以推、按、擦、揉手法约2分钟；接着治疗建里、梁门、关元、气海、中极，每穴操作约1分钟，而后在腹部施以叩揉、团摩法约2分钟；最后沿任脉的走向，向上提拿3～5次，并扣按带脉穴区。

（2）腰背部操作：医者先在腰背施以滚、揉、推、拿、摩、擦等手法，操作3～5分钟；揉按脾俞、肾俞、三焦俞、胃俞等穴位，每穴1～2分钟；然后对腰背部施以滚、揉、摩、按、推法2～3分钟，重点在腰骶部；最后在腰骶部施以横擦、横推法，结束操作。

2. 血瘀

【取穴】足三里、三阴交、气海、膻中、归来、建里、中极、天枢、膈俞、肝俞、三焦俞等。

【手法】点法、按法、推法、揉法、擦法、拨法等。

【操作步骤】

（1）胸腹部及下肢部操作：患者仰卧位，医者蘸少许润滑剂，先点按、捏揉足三里、三阴交，每穴1分钟；然后在腹部施以揉、摩、推、按、一指禅推法2～3分钟；接着点按中极、归来、天枢、建里、气海，每穴约1分钟；最后医者沿任脉方向提拿腹肌3～5次，并扣按带脉1～2次，逆任脉方向推膻中穴36次，揉按太冲穴1分钟。

（2）腰背部操作：患者俯卧位，医者先在腰部施以揉、按、推、摩法3～5分钟，然后点按脾俞、胃俞、膈俞、三焦俞，每穴约1分钟。因于寒者加揉大肠俞、肾俞、大椎，每穴1分钟，医者在腰骶部施以横擦、摩按，最后拨足三里处两大筋，结束操作。

【按语】产后腹痛是由于子宫收缩所致，子宫收缩时，引起血管缺血、组织缺氧、神经纤维受压，所以产妇感到腹痛。当子宫收缩停止时，血液流通顺畅，组织有血氧供给充足，神经纤维解除挤压，故疼痛消失。这一生理现象一般持续1～2天。如果疼痛时间超过一周，并为连续性腹痛，或伴有恶露量多、色暗红、多血块、有秽臭气味，多属于盆腔有炎症。中医认为本病首辨虚实。血瘀而痛者为实，无血而痛者为虚。推拿治疗产后腹痛，主要以活血化瘀、温经散寒、补血行血、疏经通络为主治原则。本技法治疗血虚型产后腹痛先点按、捏揉足三里、三阴交以补气行血，然后在腹部施以推按、擦揉手法，后取穴建里、梁门、关元、气海、中极以补肾温阳、调理任脉，在腰背部施以滚揉、推、拿、摩、擦等法以振奋阳气，揉按脾俞、肾俞、三焦俞、胃俞等穴可起到补血行血、疏经通络之功效。对于血瘀型，先点按、捏揉足三里、三阴交，然后点按中极、归来、天枢、建里、气海等穴以补气行血、活血化瘀，点按腰背部脾俞、胃俞、膈俞、三焦俞等穴以健运脾胃、化瘀行滞。

（三）骆竞洪等治疗产后腹痛技法

1. 寒凝血瘀

【取穴】气冲、府舍、归来、五枢、白环俞、环跳、急脉、京门、血海、承扶、委中、承山、昆仑、章门等。

【手法】按气冲法、按髂骨内侧法、推腹外侧法、拿腰肌法、臀部直摩法、股后揉捏法、揉血海法等。

【操作步骤】

（1）患者仰卧位，医者以双手拇指掌侧分置下腹部两侧气冲穴处，或两手指掌侧分置气冲、急脉穴处，或两手拇指掌侧分置气冲、急脉穴处，长按2～5分钟。

（2）患者仰卧位，双下肢微屈曲，医者先以一手四指掌侧自髂骨上五枢穴起，沿髂骨缘自外向内下方摩动至气冲穴1～2分钟；再以双手四指掌侧并置髂骨内侧府舍、归来、气冲穴处着力向下按压，反复操作3～5分钟。

（3）患者仰卧位，双下肢屈曲，医者坐或站其侧，先以手掌侧置于京门穴处，自后斜向腹部下方摩动1～3分钟；再以两手四指并置于下腹部外侧大横、腹结穴处按压，反复操作3～5分钟。

（4）患者端坐位，医者以两手分置腰部两侧，拇指置京门穴处，其余四指置章门穴处，着力拿提腰部肌肉1～3分钟。

（5）患者俯卧位，左或右下肢屈曲，医者以两手四指并置于臀部上方关元俞平高处，向下直摩至胞肓穴；再向下方斜摩至环跳穴止，反复摩动3～10分钟。

（6）患者俯卧位，双下肢伸直，医者以两手四指并置于股内侧上方，两手拇指置其股外侧，做钳形揉捏，自上向下，自承扶穴起，经委中、承山至足跟部昆仑穴止，反复操作3～5分钟。

（7）患者侧卧位，左或右下肢屈曲，医者握拳置于血海穴，做旋转揉动2～3分钟；再以手掌自箕门穴处经膝关节向下至阴陵泉穴止，摩1～2分钟。

2. 血虚

【取穴】腹哀、章门、关门、太乙、商曲、外陵、大巨、水道、五枢、府舍、气海、关元、阴廉、阴包、五里、阳陵泉、三阴交、悬钟等。

【手法】上腹横摩法、摩脐旁法、下腹横摩法、背部挤推法、掌分腰法、股内抚摩法、揉足三里法等。

【操作步骤】

（1）患者仰卧位，医者以双手四指掌侧并置于腹部左或右侧之腹哀、章门穴处，经关门、太乙、商曲至对侧腹哀、章门穴处止，反复横摩5～10分钟。

（2）患者原势，医者以两手四指掌侧分置脐旁天枢穴处，自上向下经外陵、大巨至水道穴止，反复摩动5～10分钟。

（3）患者原势，医者以手指或两手四指掌侧并置于下腹部左或右侧之髂骨内缘的五枢、府舍穴处，经水道、气海、关元至对侧之髂骨内缘止，反复横摩5～10分钟。

（4）患者俯卧位，医者以两手拇指分置脊柱两侧大杼穴平高处，其余两手四指分别固定于两腋下，由上向下呈直线挤推脊柱两侧之骶棘肌，至膈俞穴平高处止，反复操作3～5分钟。

（5）患者原势，医者以两手掌根部对置于脊柱正中，然后向两侧肾俞穴处分推，其余四指附于腰际，掌根自内向外推动3～5分钟。

（6）患者仰卧位，双下肢伸直，医者以拇指置于股外侧上部，其余四指置于股内侧，自股内侧上方阴廉、五里

穴处向下抚摩，经阴包、血海至阴陵泉穴止，操作 2～5
分钟。

（7）患者仰卧位或直坐，医者先用食指背屈按揉三阴
交穴，再以手四指置于小腿外侧，自阳陵泉处向下抚摩至
悬钟穴止，反复操作 2～3 分钟。

【按语】本病的发生，主要是气血运行不畅，迟滞而
痛。导致不畅的原因，有血虚和血瘀两种。血虚者，由于
产后伤血，冲任空虚，胞脉失养；或因血少气弱，运行无
力，以致血流不畅，迟滞而痛。《沈氏女科辑要笺正》云：
"失血太多，则气亦虚馁，滞而为痛。"血瘀者，是因产后
正气虚弱，起居不慎，寒邪乘虚侵入胞脉，血为寒凝；或
情志不畅，肝气郁结，疏泄失常，气机不宣，瘀血内停，
恶露当下不下，以致腹痛。《万氏女科》云："腹中有块，
上下时动，痛不可忍，此由产前聚血，产后气虚，恶露未
净，新血与故血相搏而痛。"

（四）《齐鲁推拿医术》治疗产后腹痛技法

1. 血虚

【取穴】厥阴俞、心俞、关元、石门、阴交等。

【操作步骤】

（1）指揉厥阴俞、心俞，膊运关元、石门、阴交，摩
胁部，施㨰腹叩振法、推腹摩运法、太极摩腹法（见月经
先期气虚型）。

（2）掐足三里，揉中都、百会。

2. 血瘀

【取穴】关元、石门、阴交、大赫、气穴、四满等。

【操作步骤】

（1）膊运关元、石门、阴交、大赫、气穴、四满，以上六穴，左痛取左，右痛取右，左、右皆痛双侧均取，手法不宜过重；摩胁部，施分肋推抹法、搓腹叩振法、太极摩腹法（见月经先期气虚型）和拿腹提抖法（见月经后期气郁型）。

（2）揉中都、内庭。

第三节　产后排尿异常

一、概述

新产后小便不通或小便频数或失禁者，统称为"产后排尿异常"，又称"产后小便不通"、"产后小便难"、"产后小便频"、"产后遗尿"。其证候虽表现不同，但总的病因病机和治则大体一致，故统称"产后排尿异常"。

本病首见于《诸病源候论》，本病的发生主要是膀胱气化失职所致，与肺、脾、肾三脏有密切关系。本病的辨证主要在于观察小便情况，如小便频数或失禁，尿量昼夜相等，多属气虚；如夜尿多或遗尿，多属肾虚；如有产伤史，小便色红，多为膀胱损伤。本病治疗以补气温阳为主。小便频数或失禁者，佐以固涩；小便不通者，佐以行水通利；膀胱损伤者，若损伤小，且为新产后，需峻补气以生肌固脬；如膀胱破损日久或伤口较大，则需进行手术修补。

西医学的产后尿潴留、产后尿失禁或膀胱阴道瘘，可参考本病论治。

二、诊断要点

（1）症状：多发生在新产后，症见排尿困难，小腹胀急，坐卧不安或小便次数增多，甚则日数十次，或排尿不能自行控制。

（2）妇科检查：子宫、附件等可无异常改变。小便不通者，下腹部膨隆，膀胱充盈，有触痛；小便失禁者，可见小便时时漏出，或检查可见尿液自阴道漏出，用探针可探知瘘孔。

（3）辅助检查：可无异常改变。

三、推拿技法

（一）《妇产科疾病针灸推拿治疗学》治疗产后排尿异常技法

1. 处方一

【取穴】气海、关元、中极、阴陵泉、三阴交、行间、肾俞、命门、膀胱俞等。

【手法】按揉法、按压法、振颤法、擦法、掌揉法等。

【操作步骤】

（1）胸腹部操作：按揉小腹 3 分钟，以微热为度；按压气海、关元、中极，每穴约 1 分钟，同时配合振颤手法，以加强刺激量，可有明显感觉传至尿道；掌揉或拇指按揉下肢内侧数次；按揉阴陵泉、三阴交、行间。

（2）腰背部操作：按揉腰骶部，重点取肾俞、命门、膀胱俞；擦腰骶部以透热为度。

2. 处方二

【取穴】丹田、肾俞、龟尾、三阴交、八髎、百会、外劳、中脘、足三里、三关等。

【手法】揉法、擦法、按揉法、捏法、推法、按法等。

【操作步骤】

（1）胸腹部操作：揉丹田 200 次，摩腹 20 分钟。

（2）腰背部操作：揉肾俞、龟尾各 30 次，按揉三阴交 2 分钟；横擦或横捏肾俞、八髎，以透热为度。

【辨证加减】气虚者加按百会，揉外劳、中脘，按揉足三里各 1 分钟；肾虚者加推三关、揉肾俞、擦八髎，以透热为度。

3. 处方三

【取穴】止尿穴、气海、关元、中极、急脉、阴廉、五里、命门、肾俞、膀胱俞、八髎、阴陵泉、三阴交、行间、涌泉等。

【手法】按揉法、按压法、点揉法、振颤法、搓揉法、推法等。

【操作步骤】

（1）胸腹部操作：患者仰卧位，医者站其身旁，先用手掌着力，按揉患者腹部，再用双手拇指着力，按压两侧止尿穴，至酸胀感传及小腹部，再用中指着力，反复点揉、振颤气海、关元、中极等穴，再捏揉急脉、阴廉、五里等穴及下肢肌肉。

（2）腰背部操作：患者俯卧位，医者手掌着力，反复搓揉腰骶部，再用拇指点揉命门、肾俞、膀胱俞、八髎等穴。

（3）下肢部操作：患者原势，医者推揉下肢后侧肌肉，捏揉阴陵泉、三阴交、行间等穴，最后搓揉双足的涌泉 100 余次，至足心发热为度。

【按语】产妇在分娩过程中，如果胎头压迫膀胱过久，对膀胱可产生牵拉和挫伤，使膀胱黏膜充血、水肿，形成瘀斑或出血，尤其当膀胱三角和尿道内口发生水肿时，可使膀胱排尿困难，发生尿潴留。此外，由于膀胱容量增大，可使逼尿肌收缩乏力，敏感性降低；侧切时麻醉剂可对膀胱肌及其支配神经起抑制作用；外阴伤口疼痛，可反射性引起排尿动作的抑制；产妇不习惯于平卧位小便等因素，也可引起尿潴留。膀胱内尿液潴留愈多、愈久，则膀胱肌敏感性愈低，以致形成恶性循环。

本技法施按揉小腹，按压气海、关元、中极等膀胱区附近的腧穴，以激发局部经气，促进膀胱气化功能，且能提高膀胱肌的敏感性。捏揉阴陵泉、三阴交、行间等穴能健脾除湿、疏肝行气；阴陵泉、三阴交均属于脾经，脾喜燥而恶湿，通过作用于脾经腧穴以促进脾的利水渗湿之功。点揉命门、肾俞、膀胱俞、八髎等穴，能补肾气，肾与膀胱相表里，尿液在肾的气化作用下生成而下输膀胱，在肾气与膀胱的共同作用下而产生排尿。

（二）《中华推拿奇术》治疗产后排尿异常技法

【取穴】气海、石门、关元、中极、阴陵泉、三阴交、三焦俞、肾俞、气海俞、关元俞、膀胱俞等。

【手法】按法、揉法、推法、擦法、禅推法等。

【操作步骤】

（1）患者仰卧位，医者位于其左侧，施拇指按、揉或禅推法于气海、石门、关元、中极穴，每穴操作 1 分钟，手法宜轻柔，使患者小腹憋胀，有尿意为度。

（2）患者仰卧位，屈曲双下肢，前阴部置便盆，医者施掌根按法于气海、石门、关元、中极穴，随患者呼气由浅入深逐渐加力下压，至患者下腹部出现强烈坠胀感为度，维持 1~2 分钟，患者即可排尿，直至膀胱空虚，尿液排净，医者方可抬手。最后施拇指按、揉法或禅推法于阴陵泉、三阴交穴，每穴操作 1 分钟，得气为度。

（3）患者俯卧位，医者位于患者右侧，施拇指按、揉法或禅推法于三焦俞、肾俞、气海俞、关元俞、膀胱俞等穴，操作 5 分钟，得气为度；继施掌根擦法于三焦俞至膀胱俞连线部位，操作 2 分钟，以局部皮肤透热为度。

【按语】本技法采用局部取穴和远端取穴相结合的原则，对气海、石门、关元、中极等穴位施拇指按、揉法或禅推法，由于其在膀胱附近能提高膀胱肌的敏感性，可通膀胱腑气，且产后妇人多虚多瘀，选取远端的阴陵泉、三阴交以健运脾气，协同利水之功；施拇指按法、揉法或擦法于肾俞、三焦俞、气海俞、关元俞、膀胱俞等穴位，通过对腧穴的作用及擦法的温热作用，补肾温阳，增强肾、三焦的气化作用，从而提高膀胱的气化能力，促进水液代谢，使排尿正常。

（三）《中华腹部推拿术》治疗产后排尿异常技法

1. 气虚

【取穴】中府、云门、关元、中极、建里、中脘、天枢、肺俞、脾俞、胃俞、膀胱俞、三焦俞等。

【手法】揉法、按法、摩法、推法、擦法、揉推法、揉按法、㨰法、一指禅推法、运法、抹法等。

【操作步骤】

(1) 胸腹部操作：患者仰卧位，医者蘸少许润滑剂，在腹部施以揉、按、摩、推法2~4分钟，揉、按、叩关元、中极、建里、中脘、天枢穴各1分钟，扣带脉穴0.5分钟，点、按、推、擦中府、云门穴各1.5分钟。小便不通者加水道、水分、归来各2分钟。

(2) 腰背部操作：患者俯卧位，医者在背部施以推、按、揉、㨰、一指禅法1~3分钟，然后点按肺俞、脾俞、胃俞、膀胱俞、三焦俞各1分钟，腰骶部施运、抹、擦法，结束操作。

2. 肾虚

【取穴】气海、关元、中极、膀胱俞、水分、建里、梁门、带脉、肺俞、膀胱俞、足三里等。

【手法】擦法、揉法、抹法、推法、摩法等。

【操作步骤】

(1) 胸腹部操作：患者仰卧位，医者蘸少许润滑剂，先在腹部施以揉、抹、运、摩法1~3分钟，接着点按建里、中脘、关元、气海、中极穴各1分钟，擦揉中府、云门0.5分钟。若小便不通者，揉水分、水道、归来每穴约1分钟。最后医者揉按百会穴2分钟，扣按带脉穴1分钟，沿任脉方向向上提拿腹肌3次。

(2) 腰背部操作：患者俯卧位，医者在背部施以揉按、㨰法1~3分钟，揉按肺俞、膀胱俞、三焦俞各1分钟，腰部抹、运、擦法2分钟，拨足三里处大筋，结束操作。

【按语】医者认为按摩疗法只适用于脏腑功能失调所致的本证，对膀胱损伤所致的排尿异常则非本疗法所能治疗。本技法中无论气虚型或肾虚型，均取中极、膀胱俞，系俞募配穴，点按二穴以振奋膀胱经气，促气化；此外，均施扣、按带脉，以约束诸经，从而使各脏腑功能恢复，调节水液代谢。治疗气虚排尿异常，肺俞、脾俞为关键所在，施治后患者胃内应有温热感，身体轻松，呼吸畅快，按揉此二穴能补肺气、健脾气。治疗肾虚而致的排尿异常，于腰骶部施揉、擦法，至小腹透热止，从而达通调膀胱水道之功。本技法通过调理肺、脾、肾、膀胱，使排尿功能恢复正常。

（四）骆竞洪等治疗产后排尿异常技法

1. 肾虚

【取穴】命门、肾俞、阴交、中注、关元、气海、曲骨、横骨、石门、中极、阴陵泉、三阴交等。

【手法】背部挤推法、叠掌按腰法、掌分腰法、下腹摩按法、推下腹法、按阴陵法等。

【操作步骤】

（1）患者俯卧位，医者以双手拇指分置脊柱两侧大杼穴平高处，其余两手四指分别固定于两腋下，由上向下呈直线挤推脊柱两侧之竖脊肌，至膈俞穴平高处止，反复操作3～5分钟。

（2）患者俯卧位，屈肘，医者以左或右手掌置患者腰部，再将另一手掌部置其手上重叠，以脊柱正中之命门穴为中心，做有节律的按压3～5分钟。

（3）患者俯卧位，医者以双手掌根部对置于脊柱正中，然后向两侧肾俞穴处分推，其余四指附于腰际，掌根自内向外推动3～5分钟。

（4）患者仰卧位，医者以一手或两手四指并置于下腹部之阴交、中注穴处，自上向下经关元、气海穴至曲骨、横骨穴止，反复摩按3～5分钟。

（5）患者仰卧位，医者以双手拇指掌侧对置于脐下阴交穴处，其余四指分置腹部两侧，自上向下逐步推动经石门、关元、中极至曲骨穴止，反复操作2～3分钟。

（6）患者仰卧位，下肢伸直，医者以拇指置小腿内上方阴陵泉穴处，沿胫骨内缘向下推动至内踝上方三阴交穴止；再以双手拇指并置阴陵泉穴处按压，反复操作3～5分钟。

【辨证加减】

（1）小便失禁严重者，可去下腹摩按法、推下腹法，加下腹横摩法、揉长强法、按水泉法。

（2）腰痛者，可加揉腰眼法、摩骶法。

2. 气虚

【取穴】中府、云门、大横、腹结、天枢、外陵、归来、关元、气海、横骨、曲骨等。

【手法】按中府云门法、脐旁横摩法、推侧腹法、下腹摩按法、点肋补气法、背部挤推法等。

【操作步骤】

（1）患者仰卧位，医者以双手四指并置于左或右侧胸大肌外缘处，将手指微微分开，自内向外沿肋间隙向中府、云门穴呈梳状摩动，反复操作1～2分钟。再以两手四指并置于中府、云门穴处，着力长按，反复操作3～5

分钟。

（2）患者仰卧位，医者以双手四指掌侧并置于腹部左或右侧大横、腹结穴处，经天枢、外陵至对侧大横、腹结穴处止，反复横摩2～5分钟。

（3）患者仰卧位或微侧卧位，医者站其头部前方，以双手拇指掌侧对置于腹部腹哀、关门穴处，其余双手四指分置其两侧，自上向下推动，经大横、天枢、腹结、外陵至归来穴止，反复推动3～5分钟。

（4）患者仰卧位，医者以一手或两手四指并置于下腹部之阴交、中注穴处，自上向下经关元、气海穴至曲骨、横骨穴止，反复摩按3～5分钟。

（5）患者俯卧位，医者用食指背屈，置于脊柱两侧，自大杼穴平高处之肋间隙，自上向下沿肋间向下点按至膈俞穴2～5分钟。

（6）患者俯卧位，医者以两手拇指分置脊柱两侧大杼穴平高处，其余两手四指分别固定于两腋下，由上向下呈直线挤推脊柱两侧之竖脊肌，至膈俞穴平高处止，反复操作3～5分钟。

【辨证加减】

（1）气虚而兼血瘀，症见溺时疼痛、小便不爽或血尿者，可加用按气冲法、股内侧重搓法、踝背屈法。

（2）兼小腹胀满者，可加用小消气法、小腿内侧重压法。

（3）小便频数或尿失禁者，可去下腹摩按法，加按腹中法、腹肌拿提法、横摩骶法。

【按语】《诸病源候论·产后小便不通候》云："因产

动气冲于胞，胞转屈辟，不得小便也，亦有小肠本夹于热，因产水血俱下，津液竭燥，胞内热结，则小便不通也。"又云："产则津液空竭，血气皆虚，有热客于胞者，热停积，故小便瘀涩而难出。"可见，产后小便不通多属虚证，或因气虚、或因肾虚，虽病在膀胱，却与肾、肺、脾三脏功能失调有关。产妇分娩后，多有疲惫不堪，体质虚弱之状，此多为肾阳不足、命门火衰，由此导致膀胱气化失司而尿不行。因此医者在治疗时，均以补气、补肾为治疗原则。首先挤推竖脊肌，旨在振奋一身之阳气，激发膀胱经经气，肾与膀胱相表里，从而补益肾经经气；其次，命门为人体先天之气蕴藏所在、生命的根本，命门之火体现肾阳的功能，按压命门穴可以接续督脉气血，补益人体之阳气，补肾温阳。此外，长按中府、云门，二穴为肺经起始穴，是肺经脉气所发之处，亦是肺气直接会聚之处，为肺的募穴，补气行气的同时加强肺的宣发功能，促进水液的输布。推大横、天枢、腹结、外陵至归来等穴，能健运脾胃，旺盛气血生化之源，通过调理肺、脾、胃、肾各脏腑，以补气、补肾，促进膀胱气化功能，使水液代谢如常。

（五）《齐鲁推拿医术》治疗产后排尿异常技法

产后尿闭

1. 气虚

【取穴】肩井、石门、气海、关元、水泉、涌泉等。

【操作步骤】拿肩井，揉石门、气海、关元，揉掐水泉，推涌泉，施推腹摩运法（见月经先期气虚型）；挠背部俞穴。

2. 肾虚

【取穴】三焦俞、肾俞、八髎、气穴、大巨、水道、命门、石门等。

【操作步骤】膊运三焦俞、肾俞、八髎，揉气穴、大巨、水道，指揉命门、石门，施壮腰摤擦法（见月经先期气虚型）；掐揉委阳、阴谷，推涌泉。

3. 气滞

【取穴】大杼、肺俞、三焦俞、水分、气海、关元、石门等。

【操作步骤】揉大杼、肺俞、三焦俞、水分、气海，指揉关元、石门，施宽胸按揉法（见月经先期血热型）和按腹压揉法（见月经后期血寒型）；捏拿阳陵泉、三阴交。

产后尿频失禁

1. 气虚

【取穴】肾俞、志室、关元俞、小肠俞、膀胱俞、关元、中极等。

【操作步骤】摩挲法，膊运肾俞、志室、关元俞、小肠俞、膀胱俞，揉关元、中极，施揉腹叩振法、推腹摩运法（见月经先期气虚型）；拿双肩井，分肋推摩，掐阳交。

3. 肾虚

【取穴】肾俞、膀胱俞、三焦俞、石门、太溪、照海、三阴交、命门、关元等。

【操作步骤】揉肾俞、膀胱俞、三焦俞、命门，运关元、石门，摩胁部，施壮腰摤擦法（见月经先期气虚型）；掐揉太溪、照海、三阴交。

四、验案举隅

石学敏治疗产后尿潴留医案

宋某某，女，28 岁，已婚，护士，1993 年 1 月 11 日初诊。患者 1993 年 1 月 8 日顺产 1 女婴，产后尿闭，两天导尿 3 次。就诊时小便仍闭塞不通，小腹胀痛憋急。查体：神清，痛苦面容，烦躁，小腹膨隆。因小腹胀痛明显，拒绝检查，舌淡红，苔薄白，脉沉。

中医诊断：产后小便不通，肾气亏虚型。

西医诊断：产后尿潴留。

辨证：患者素体虚弱，生产过程中失血伤阴，劳力伤气，气血亏耗，致肾气不足，膀胱气化失权，水液内停而尿闭，小腹憋胀。脉沉为肾气亏虚之象。

治则：补益肾气，化气行水。

取穴：气海、石门、关元、中极、阴陵泉、三阴交、三焦俞、肾俞、气海俞、关元俞、膀胱俞等。

手法：按法、揉法、一指禅推法、擦法等。

操作步骤：患者仰卧位，用拇指按法于气海、石门、关元、中极穴，每穴按压 1 分钟。继用掌按法于诸穴，下压至患者尿液排净。用一指禅推法于阴陵泉、三阴交穴，每穴操作 1 分钟。然后令患者俯卧位，用一指禅推法于三焦俞、肾俞、气海俞、关元俞、膀胱俞穴，操作 5 分钟。用掌根擦法于三焦俞至膀胱俞连线部位，操作 2 分钟。

治疗经过：第 1 次施以手法时患者即排尿约 550ml。以后每日治疗 2 次，两天后患者即可自行排尿，随访 3 个月未见病情复发。

按语：本例属于肾气亏虚型产后尿闭。气海、关元为元气、元阳汇聚之所，拇指按于此二穴能补气温阳；石门、中极为"元气之别使"、"肾间之动气"，善行气活血、通利水湿；一指禅推阴陵泉、三阴交等脾经腧穴，能健脾利湿，阴陵泉长于利水通淋，三阴交为肝、脾、肾三经交会穴，可疏肝理气、健脾利湿，又可滋补肾阴；施一指禅推于三焦俞、肾俞、气海俞、关元俞、膀胱俞能疏利肾、膀胱、三焦气机，强化运化水湿的功能，从而使水液代谢正常而排尿。

第四节　产后大便难

一、概述

产后饮食如故，大便艰涩，数日不解或排便时干燥疼痛，难以解出者，称为"产后大便难"，又称"产后大便不通"、"产后大便秘涩"、"产后大便秘结"，属新产三病之一。

本病首见于《金匮要略·妇人产后脉证并治》："亡津液，胃燥，故大便难。"本病多由产后血虚津亏，肠道失润或气虚失运，大肠传导无力所致。本病重在辨其在血在气。血虚津亏者，宜养血滋阴、润燥通便；气虚失运者，宜益气养血、润肠导便。

西医学产后便秘属于本病范畴，可参考本病论治。

二、诊断要点

（1）症状：新产后，大便数日不解，或难以解出，无腹胀痛，无呕吐，饮食如常。

（2）妇科检查：无异常发现。

（3）辅助检查：腹软无压痛，或可触及肠型，肛门局部无异常发现。

三、推拿技法

（一）《妇产科疾病针灸推拿治疗学》治疗产后大便难技法

1. 处方一

【取穴】神阙、大横、气海、中脘、内关、合谷、足三里、三阴交、照海等。

【手法】一指禅推法、揉法、按揉法、捏法等。

【操作步骤】一指禅推或揉神阙、大横、气海、中脘，摩腹，按揉内关、合谷、足三里、三阴交、照海，捏脊。

2. 处方二

【取穴】中脘、天枢、大横、肾俞、大肠俞、八髎、足三里、长强等。

【手法】摩法、按法、横擦法、一指禅推法、㨪法、按揉法等。

【操作步骤】顺时针摩腹 8 分钟，一指禅推中脘、天枢、大横 1 分钟，㨪双侧夹脊穴 5 分钟，按揉肾俞、大肠俞、八髎、长强各约 1 分钟。胃肠燥热者加按揉足三里、大肠俞，以酸胀为度；气血亏损者加横擦胸上部、左侧背部及骶部八髎穴，均以透热为度。

3. 处方三

【取穴】迎香穴。

【手法】按压法、按揉法等。

【操作步骤】用双手食指按压迎香穴5～10分钟，再按揉迎香穴周围。

4. 处方四

【取穴】天枢、支沟。

【手法】按压法。

【操作步骤】每日排便前10分钟用双手拇指分别按压两侧天枢穴，指压处可有酸胀或疼痛感，按压由轻到重，3～5分钟后患者即可感到肠蠕动亢进，产生便意，并能顺利排便。如果不产生便意，与支沟穴一起继续按压，一般3～5分钟后都能排便。

【按语】本技法突出腹部推拿特色，主要施术部位在腹部，除可通过物理的压力和排挤力促进食物残渣和液体的下行移动和排泄外，还通过指力深透按摩作用反射性地调节胃肠植物神经功能，使胃肠道副交感神经兴奋性增强，胃肠蠕动加快，腺体分泌增多，从而促进排便。

（二）《实用推拿学》治疗产后大便难技法

【取穴】中脘、神阙、气海、天枢、合谷、外关、内关、支沟、足三里、上巨虚、脾俞、胃俞、大肠俞、八髎等。

【手法】一指禅推法、按揉法、横擦法、摩法、拿法、按压法等。

【操作步骤】

（1）胸腹部操作：患者仰卧位，医者用手掌顺时针方向摩腹5分钟，动作柔和缓慢，以患者舒适为度。一指禅推中脘、神阙、气海、天枢，每穴1～2分钟。拿双侧合谷、外关、内关 2 分钟，以患者感酸胀为度。按压支沟、足三里、上巨虚，每穴 1 分钟，以患者耐受为度。

（2）腰背部操作：患者俯卧位，医者按揉脾俞、胃俞、大肠俞，每穴 1 分钟。横擦腰骶部，以八髎为主，透热为度。

【辨证加减】

（1）血虚津亏：加按揉膈俞、气海俞、关元俞，直擦背部督脉。

（2）阴虚内热：加按压曲池、长强穴，捏脊。

（3）脾虚气陷：加按揉肺俞、气海俞、关元俞，搋小腿内侧脾经循行部位。

【按语】便秘是产妇常有的症状，如不及时治疗常导致痔疮、脱肛、肛裂，甚至出现子宫脱垂等一系列问题。临床多采用开塞露等灌肠外治法，但亦容易反复出现便秘。运用推拿治疗产后便秘无毒副作用，且疗效显著持久。本技法中，施一指禅推中脘、神阙、气海三穴，能起到补脾益气作用；一指禅推天枢能通调腑气，腑气通则大肠传导功能正常；且一指禅推法有软坚散结之功效，脾俞、胃俞、大肠俞三穴共同调理脾胃，促进胃的腐熟、脾的运化、大肠的传导。八髎穴位于腰骶部，属膀胱经，横擦八髎穴能通调水道，促进水液的代谢，且擦法产热作用明显，能促进局部的血液循环。各手法合用，通过调理胃肠功能，使排便正常。

（三）《中华推拿奇术》治疗产后大便难技法

【取穴】中脘、神阙、气海、维道、腹哀、大横、支沟、足三里、下巨虚、三阴交、脾俞、胃俞、大肠俞等。

【手法】按法、掌揉法、掌团摩法、揉法、推法、摩法、一指禅推法等。

【操作步骤】

（1）患者仰卧位，医者位于患者左侧，施腹部掌按法于中脘、神阙、气海穴，每穴持续按压3分钟，使患者下腹部有温热感。

（2）施腹部掌揉法或掌团摩法于全腹，依大肠形态作逆时针方向揉动或摩动，操作3分钟。

（3）施拇指按、揉法或一指禅推法于维道、腹哀、大横、支沟、足三里、下巨虚、三阴交等穴，每穴操作1分钟，得气为度。

（4）患者俯卧位，医者位于患者右侧，施拇指按法、揉法或一指禅推法于脾俞、胃俞、大肠俞，每穴操作1分钟，得气为度。

【按语】便秘的原因很多，临症治疗的关键在于分清虚实。实有热结、气滞，虚有气虚、血虚、阳虚，不能概用通下之法，应根据不同病因病机采用不同的治疗方法。妇人产后，气血大伤，加之失血过多，容易形成气血两虚、血虚肠燥、大肠传导无力的病理格局，故而患者常便秘结燥如羊屎，难于排出。加之产妇久卧位少动，饮食厚味，更使症状加重。治疗必须照顾产后气血两虚的特点，通过推拿刺激穴位，达到益气养血、润肠通便之功，才能取得满意疗效。

（四）《齐鲁推拿医术》治疗产后大便难技法

1. 血虚

【取穴】肺俞、厥阴俞、心俞、脾俞、大肠俞、天枢、支沟、胃俞、上巨虚、八髎、大敦。

【操作步骤】

（1）膊运肺俞、厥阴俞、心俞、脾俞、胃俞，指揉大肠俞、天枢，掐揉支沟，施拿腹提抖法（见月经后期气郁型）和推腹摩运法（见月经先期气虚型），下推八髎。

（2）掐揉上巨虚、大敦。

2. 燥实

【取穴】支沟、合谷、石关、商曲、肓俞、中注、天枢、曲池、上巨虚等。

【操作步骤】

（1）膊运石关、商曲、肓俞、中注、天枢，掐揉曲池、支沟、合谷，再施拿腹提抖法、揉腹叩振法（见月经先期气虚型）。

（2）捏脊，掐揉上巨虚。

【按语】腹部按揉是通过直接作用力使胃肠管腔发生形态改变和运动，促使胃肠蠕动加快加强，还可通过神经、经络的传导，从而加快（或延缓）胃肠内容物的运动排泄过程。医者在治疗时对于血虚型便秘多取背俞穴，如肺俞、厥阴俞、心俞、胃俞、脾俞、大肠俞等，施以指揉、膊运等手法，促进气血的生化，进而濡养各脏腑；掐揉天枢穴以活血行滞；掐揉支沟以通调三焦气机；上巨虚属胃经，为大肠经之下合穴，合治内腑，掐揉上巨虚能通大肠腑气；掐揉大敦则偏于行气，补益的同时给予行气，防止滋腻太过。对于燥实而致的便秘，则偏于滋阴泻热。按揉支沟能宣通三焦，清泻肠燥；掐揉合谷则偏于活血行滞；膊运石关、商曲、肓俞、中注等肾经腧穴能滋肾阴，且能促进肠腑的气血运行，促进肠道的蠕动；脾运天枢，掐揉曲池、上巨虚能清泻阳明经之热，使肠道有赖津液的濡养而使大肠传化糟粕的功能正常。

四、验案举隅

石学敏治疗产后便秘医案

李某某，女，29岁，已婚，1991年4月17日初诊。主诉：产后大便8日未行。患者足月顺产1健康女婴，产程较长，出血较多，产后大便未行已8日，口服蜂蜜等无效。患者平素大便较规律，每两天1行。现饮食正常，小便尚可。未曾诊治，于1991年4月17日来我科就诊。查体：腹平软，无明显压痛，肛门检查无异常，舌淡红，苔薄白，脉细弱。

中医诊断：产后大便难，气血亏虚型。

西医诊断：产后便秘。

辨证：产程较长，失血较多，气血津液亏虚，血亏津少则肠道失于濡润，气虚无力则大肠传导失司，两者相合则大便秘结，难以排出。证属本虚标实，脾胃运化正常，故饮食如常且无腹痛、呕吐之症。脉细弱为气阴两虚之象。

治则：益气养血，润燥通便。

手法：按法、揉法、推法、摩法等。

取穴：中脘、神阙、气海、维道、腹哀、大横、支沟、足三里、下巨虚、三阴交、脾俞、胃俞、大肠俞等。

操作步骤：患者仰卧位，医者施腹部掌按法于中脘、神阙、气海穴，每穴持续按压3分钟；继用腹部掌揉法沿大肠形态逆时针于全腹揉动，操作 3 分钟；用拇指按法于维道、腹哀、大横、支沟、足三里、下巨虚、三阴交穴，每穴操作 1 分钟。用一指禅推法于脾俞、胃俞、大肠俞，每穴操作 1 分钟。

治疗经过：每日治疗 1 次，坚持治疗 1 周，排便恢复正常，每两日 1 行。随访 2 个月，排便规律正常，未见病情复发。

按语：本例中，患者产后出血较多，致气血亏虚。掌按中脘、神阙、气海三穴能培补人体元气，且能促进腹部的气血运行，加强大肠蠕动，导便下行；拇指按维道、腹哀、大横三穴，能调理脾胃，促进脾胃的运化和大肠的传导功能，从而增强胃肠的蠕动；支沟为治疗便秘的经验效穴，能通三焦经气；足三里是保健要穴，妇人产后多虚，按足三里能调理脾胃，促进气血的生化；下巨虚为小肠经下合穴，按下巨虚可加强小肠泌别清浊的功能，使肠道在津液的濡养下能润燥通便；三阴交、脾俞、胃俞、大肠俞偏于滋阴，施按法于上述腧穴以改善肠道津亏的状况，从而使排便正常。

第五节　产后缺乳

一、概述

产妇在哺乳期内，乳汁甚少或全无，称为"缺乳"，亦称"乳汁不行"、"乳汁不足"或"产后乳无汁"。

本病首见于《经效产宝》。缺乳多发生在产后第二、三天至一周内，也可发生在整个哺乳期。乳汁由气血所化生，赖肝气疏泄与调节。故本病的主要是因气血化源不足肝气郁结，乳汁壅阻不行所致。乳汁不足，证有虚实。乳房柔软，无胀痛，乳汁清稀者，多为虚证；乳房胀硬而痛，质浓稠者，多为实证。治疗应调理气血，通络下乳为主。虚者治宜补益气血，通络增乳；实者治宜疏肝解郁，通络下乳。

二、诊断要点

（1）症状：产妇在哺乳期中，乳汁甚少或全无，不足以喂养婴儿。

（2）妇科检查：乳房柔软无胀痛，挤压乳汁点滴而出，或乳房胀满，乳腺成块，挤压乳汁疼痛难出。此外还应注意有无乳头凹陷和皲裂。

（3）辅助检查：无特殊检查。

三、推拿技法

（一）《妇产科疾病针灸推拿治疗学》治疗产后缺乳技法

1. 处方一

【取穴】以乳根、膻中、膏肓、厥阴俞、太冲、天宗、足三里、少泽、合谷为主。

【手法】按揉法、推抹法、一指禅推法、擦法等。

【操作步骤】

（1）胸腹部及下肢部操作：患者仰卧位，医者以一指禅推乳根、膻中，在患者胸部乳房周围轻轻按揉数次，沿乳腺分布由乳根向乳头推抹，按揉太冲、足三里，以酸胀为度。

（2）腰背部操作：患者俯卧位，医者按揉膏肓、厥阴俞、天宗、合谷，掐少泽。

【辨证加减】气血亏虚者，加一指禅推足三里、气海、中脘、膈俞，横擦胃俞、脾俞，透热为度；肝气郁滞者，加一指禅推期门、章门，按揉肝俞、内关，斜擦两胁。

2. 处方二

【取穴】膏肓俞、厥阴俞、膈俞、中脘、膻中、乳根。

【手法】按揉法、点揉法、推揉法等。

【操作步骤】

（1）腰背部操作：患者俯卧位，医者站其身旁，先用手掌着力，反复按揉背部及脊柱两侧 3～5 遍，再用双手拇指着力，反复点揉背部的膏肓俞、厥阴俞、膈俞等穴，对其压痛点多按揉几次。

（2）胸腹部操作：患者仰卧位，医者用中指着力，反复点揉中脘、膻中、乳根等穴；用双手轻轻按揉乳房周围；再沿乳腺分泌方向，从周围向乳头方向推揉，各反复 10 余遍。

【按语】《傅青主女科》曰："妇人产后绝无点滴之乳，人以为乳管之闭也，谁知是气与血海之两涸乎，夫乳乃气血所化而成也，无血固不能化乳汁，无气亦不能化乳汁。"可见乳汁为气血所化生，源于脾胃，其枢在胃，其行在肝，受冲任所司。医者在治疗时除辨证加减外，还应注意对阳性反应点的刺激，即对致病点的刺激。反复点揉背部的膏肓俞、厥阴俞、膈俞等穴，对其压痛点多按揉几次，能疏通局部经气，通则不痛。医者治疗时，多运用按揉、点揉、推揉等柔和的手法，可以健脾胃、通经络、化乳生乳，以促进疏肝解郁、活血化瘀、行乳通乳。乳根在乳房局部，能直接作用于乳房，促进乳房的气血运行；膻中为气会，是宗气聚会之处，用中指点揉此穴有行气、理气的作用；点揉膏肓俞、厥阴俞等背俞穴及天宗穴，由于各穴位于与乳房正对的背部，采用前后配穴的方法，促进乳房的经络畅通，从而使乳汁分泌正常。

（二）《针灸推拿治疗学》治疗产后缺乳技法

【取穴】以膻中、乳根、天宗、厥阴俞、膏肓、足三里、太冲、合谷、少泽为主。

【手法】一指禅推法、按法、揉法、推法、抹法、掐法等。

【操作步骤】

（1）胸腹部操作：患者仰卧位，一指禅推膻中、乳根，在患者乳房周围轻轻按揉数次，沿乳腺分布由乳根向乳头推抹，按揉足三里、太冲，以酸胀为度。

（2）背腰部操作：患者俯卧位，按揉天宗、厥阴俞、膏肓、合谷，掐少泽。

【辨证加减】

（1）气血亏虚：加一指禅推中脘、气海、膈俞、足三里，横擦脾俞、胃俞，透热为度。

（2）肝气郁滞：加一指禅推章门、期门，按揉内关、肝俞，斜擦两胁。

【按语】在治疗乳少时，除需通过点按、按揉相应穴位疏通经络外，乳腺上的操作也起到不可或缺的作用。治疗时沿乳腺分布由乳根向乳头推抹，有疏通导管的作用，促进乳汁的分泌。按揉足三里、太冲二穴，以补气健脾，疏肝行气，气行则瘀滞得除。通过以上综合作用，使乳腺通畅、乳房气血运行正常而分泌乳汁。

（三）《推拿治疗学》治疗产后缺乳技法

【取穴】以乳房及周围为主，膻中、乳根、少泽、合谷等。

【手法】一指禅推法、按法、揉法等。

【操作步骤】

（1）胸腹部操作：患者仰卧位，医者坐其右侧，用轻柔的一指禅推或按揉膻中、乳根穴2分钟。

（2）上肢部操作：按揉少泽、合谷穴各1分钟。

【辨证加减】

（1）气血虚弱：加按揉中脘、天枢、肝俞、膈俞、脾俞、胃俞诸穴各1分钟，随后按揉左右足三里穴各1分钟。

（2）肝郁气滞：加按揉内关、天宗、章门、期门、肝俞诸穴各1分钟。

【按语】产后缺乳多由肝气不疏或气血生化不足导致，治疗时应辨证加减。妇人产后情志不畅，致使肝气郁结，治疗时多按揉内关可起到宽胸理气的作用。期门、章门均为足厥阴肝经穴位，经脉所过主治所及，按揉二穴能起到疏通经气的作用，从而使肝气得以疏泄。对于产后多虚者，选取按揉中脘、脾俞、胃俞、足三里等，可增强脾胃的生理功能，从而加强气血津液的生成及输布，使气血生化有源，乳汁充盈。

（四）《实用推拿学》治疗产后缺乳技法

【取穴】以膻中、乳根、乳旁、天宗、合谷、厥阴俞、膏肓俞为主。

【手法】一指禅推法、按揉法、推抹法、擦法等。

【操作步骤】

（1）胸腹部操作：患者仰卧位，医者施一指禅推法于膻中、乳根、乳旁穴，每穴约1分钟。在患者胸部乳房周围轻轻按揉数次，并沿乳腺分布由乳根向乳头推抹，时间约3～5分钟。

（2）腰背部操作：患者俯卧位，医者分别按揉天宗、厥阴俞、膏肓俞、合谷穴，每穴1～2分钟。

【辨证加减】

（1）气血亏虚：加一指禅推中脘、气海、膈俞、足三里。

（2）气郁血滞：加一指禅推章门、期门，按揉内关、肝俞，擦两胁。

【按语】《针灸逢源》曰："乳汁不通，膻中灸，少泽针。"医者治疗产后缺乳时注重乳房局部的操作，膻中为气会，位于两乳连线的中点，用一指禅推膻中能达到理气开郁通乳的作用；乳根属多气多血之胃经，为乳房的局部取穴，一指禅推乳根、乳旁二穴能达到畅通乳络之效。此外，在乳房周围轻轻按揉，沿乳腺分布由乳根向乳头推抹，可以疏通乳房的经络。天宗穴适对乳房，按揉此穴能疏通局部气血；按揉厥阴俞、膏肓俞以益气补虚；按揉合谷穴以活血行滞通乳。

（五）《中华推拿奇术》治疗产后缺乳技法

1. 气虚血弱

【取穴】膻中、乳根、少泽、合谷、中脘、气海、脾俞、胃俞、足三里、三阴交等。

【手法】按法、揉法、一指禅推法、擦法等。

【操作步骤】

（1）患者仰卧位，医者位于患者左侧，施拇指按、揉法或一指禅推法于膻中、乳根、少泽、合谷穴，每穴操作1分钟，得气为度，继用两手掌由乳房底部两侧相对用力向乳头方向推揉，操作3～5分钟。

（2）施腹部掌按法于中脘、气海穴，每穴持续按压5分钟，以患者腹部有温热感为度。

（3）施掌揉法于胃脘部及全腹，反复揉动2分钟，以腹部发热为度。

（4）施拇指按、揉法或一指禅推法于足三里、三阴交穴，每穴操作1分钟，得气为度。

（5）患者俯卧位，医者位于患者右侧，施拇指按、揉法或一指禅推法于脾俞、胃俞穴，每穴操作1分钟，继用掌根擦法于脾俞、胃俞穴，操作2分钟，透热为度。

2. 肝郁气滞

【取穴】膻中、乳根、少泽、内关、中极、气海、膈俞、肝俞、气海俞、三阴交、太冲等。

【手法】按法、揉法、推法、拿法等。

【操作步骤】

（1）患者仰卧位，医者位于患者左侧，施拇指按、揉法或一指禅推法于膻中、乳根、少泽、内关穴，每穴操作

1分钟，得气为度；继用五指拿法于乳房底部，五指相对用力轻拿乳房，操作3分钟。

（2）施腹部掌按法于中极、气海穴，每穴持续按压5分钟，使患者腹部有温热感为度。

（3）施腹部掌揉法于下腹部，反复揉动，操作2分钟。

（4）施拇指按、揉法或一指禅推法于三阴交、太冲穴，每穴操作1分钟，得气为度。

（5）患者俯卧位，医者位于患者右侧，施拇指按、揉法或一指禅推法于膈俞、肝俞、气海俞等穴，每穴操作1分钟，得气为度。

【按语】医者在治疗乳少时注意选穴配伍及辨证分型，对于气血虚弱者，掌按中脘、气海，且产生温热感，以促进气血的生成；继用掌根擦法于脾俞、胃俞穴，强调使腹部有温热感或透热为度，以调理脾胃，温补气血，滋补乳汁生化之源。对于肝郁气滞者，施拇指按、揉及一指禅推法于三阴交、太冲等穴，以调理肝气，通络下乳。

（六）《中华腹部推拿术》治疗产后缺乳技法

1. 气血虚弱

【取穴】膻中、乳根、建里、梁门、中脘、胃俞、关元、足三里等。

【手法】揉法、按法、推法、擦法、叩拨法等。

【操作步骤】

（1）患者仰卧位，医者蘸少许润滑剂，在腹部先揉、按、摩、推2～4分钟；然后揉按建里、中脘、梁门、关元各2分钟；点按乳根，推膻中1分钟。

（2）患者坐位，医者在肩背部做揉推法3次，然后揉按、推、擦脾俞、胃俞1分钟，推肝俞、三焦俞36次，揉按足三里2分钟，最后叩拨足三里处大筋。

2. 肝气郁滞

【取穴】太冲、膈俞、胃俞、乳根、膻中、期门、章门、关元、中脘、肝俞、足三里等。

【手法】推法、擦法、揉法、按法、摩法、点揉法、掐法、叩拨法、㨰法等。

【操作步骤】

（1）患者仰卧位，医者蘸少许润滑剂，在腹部先揉、按、推、摩2～4分钟，然后点按期门、章门、乳根、关元、中脘各1分钟，推膻中36次，掐、揉太冲穴1分钟。

（2）患者俯卧位，医者在腰背部先揉、㨰、推、摩1分钟，接着揉按膈俞、胃俞、肝俞1分钟，叩拨足三里处大筋。

【按语】根据医者的临床经验及体会，本病虽分虚、实两种，然气血亏损是致病之源，故时刻不忘培源固本。揉按建里、梁门、中脘等穴，以健脾益胃，补益后天之本，使脾胃运化功能正常而促进气血的生化，气血生化有源则乳汁充盈。推擦脾俞、胃俞以调补脾胃，揉按关元则能培补元阳。点按期门、章门以疏肝行气，气行则推动血行，气血运行正常，则可以输布精微物质于乳房，促进乳汁的分泌。掐、揉太冲以疏泄肝气，最后叩拨足三里能健运脾胃、补益气血，以防止疏泄太过。通过以上共同作用，使乳汁化生有源，气血运行通畅，则乳汁分泌正常。

（七）《齐鲁推拿医术》治疗产后缺乳技法

1. 气血虚弱

【取穴】乳根、膻中、天溪、少泽、脾俞、足三里、三阴交。

【操作步骤】

（1）揉乳根、膻中、天溪，掐少泽、脾俞，施宽胸按揉法（见月经先期血热型），摩胁部，施推腹摩运法、太极摩腹法、壮腰搓擦法（见月经先期气虚型）。

（2）揉掐足三里，指揉三阴交。

2. 肝郁气滞

【取穴】膻中、乳根、天溪、少泽、期门、肝俞、环跳、行间。

【操作步骤】

（1）揉膻中、乳根、天溪，掐少泽，揉期门，点肝俞，摩胁部，施揉腹叩振法、分肋推摩法（见月经先期气虚型）。

（2）膊运环跳，点行间。

【按语】乳汁不行，虚者多因产后气血亏虚，乳汁化源不足，治宜补气益血，通脉增乳；实者多因肝郁气滞，脉络阻塞所致，治宜疏肝解郁，通络下乳。膻中乃气会，长于行气、理气，揉之使气机升降如常；乳根、天溪二穴位于乳房局部，揉二穴以疏通乳房脉络；少泽为小肠经井穴，因心经经筋起于小指上入腋内伏于乳里，故其有通乳络之效；通过揉脾俞、揉掐足三里、指揉三阴交，共同作用能补脾益气、益肾温阳，促进气血的生化，使乳汁变化有源；揉期门、点肝俞、行间，则能疏肝理气、行气解郁、疏通乳络，促进乳汁的分泌。

四、验案举隅

石学敏治疗产后乳汁不行医案

马某某，女，29 岁，已婚，1989 年 8 月 14 日初期。患者足月初产 1 女婴，乳量充足。4 天前因休息不够且与配偶生气，突然乳汁量少，不能满足婴儿需要，乳房胀痛拒按，往某医院就诊，服汤药 3 剂无效，遂来我科就诊。查体：发育良好，营养中等，乳房胀硬，未触及肿块。舌质红，苔薄白，脉弦。

中医诊断：产后乳汁不行，肝郁气滞型。

西医诊断：乳汁过少。

辨证：患者产后泌乳正常，因伤于情志，致肝气郁滞，失于调达疏泄，乳络涩滞，乳汁淤结于乳房不能排出。故突然乳量减少，且乳房胀硬。脉弦为肝郁之象。

治则：疏肝理气，通络下乳。

取穴：膻中、乳根、少泽、内关、中极、气海、膈俞、气海俞、三阴交、太冲等。

手法：按法、揉法、一指禅推法、拿法等。

操作步骤：患者仰卧位，用拇指按法于膻中、乳根、少泽、内关穴，每穴按压 1 分钟。用五指拿法于乳房部，轻拿 3 分钟。用腹部掌按法于中极、气海穴，每穴按压 5 分钟。继用掌揉法于下腹部揉动 2 分钟。用一指禅推法于三阴交、太冲穴，每穴操作 1 分钟。然后令患者俯卧位，用一指禅推法于膈俞、肝俞、气海俞穴，每穴操作 1 分钟。

治疗经过：患者在治疗中乳汁即涌出，手法毕，婴儿饱食一顿。此后每日治疗 1 次，连续治疗 1 周后，乳量充足，可满足婴儿需要。随访 3 月未见病症复发。

按语：本例病案属于情志不舒，肝郁气滞而致乳少。选穴时除局部取穴外，多以疏肝理气之穴配伍。膻中、乳根为乳房局部选穴，施拇指按法于此二穴，即直接作用于乳房，使乳房脉络畅通；少泽为治疗乳少的经验效穴；内关为心包经的络穴，拇指按内关能宽胸理气；掌按中极、气海，以理气行气；一指禅推膈俞、气海俞，能活血行气；一指禅推三阴交、太冲，以疏肝理气、行气解郁。以上腧穴及手法相合，共奏疏肝解郁、通乳行气的功效。

第六节 乳痈

一、概述

乳痈又称急性乳腺炎，是乳房部最常见的外科急性化脓性疾病，往往发生于产后尚未满月的哺乳期妇女，其中以初产妇最为多见。多由产妇忿怒郁闷、肝气不舒，加之饮食厚味、胃中积热，肝胃失和以致经络阻塞、乳络失宣、气血瘀滞而成；或因乳头破碎、断乳不当等影响充分哺乳而致乳汁壅滞结块不散，败乳蓄积化热而成，常伴随乳房结块、肿胀疼痛、恶寒、发热等症状。其病位在乳房，与肝、胃的关系密切。胃热肝郁、火毒凝结是其基本病机，辨证可发为肝郁气滞、胃经郁热、火毒入侵、产后虚弱等型。中医治则以疏肝和胃清热、通乳消肿散结为主，施以行气疏肝、清热和胃、清热解毒、攻补兼施等治法。

西医的急性乳腺炎、化脓性乳腺炎可参考本病论治。

二、诊断要点

（1）患者多为哺乳期妇女，尤其以初产妇为多见，发病前多有乳头皲裂破损史及乳汁瘀积不畅史。

（2）临床分期：①郁乳期：主要以患侧乳房胀满、疼痛，皮肤微红或不红，乳房结块或有或无，伴有全身不适、恶寒发热等症状。②酿脓期：乳房局部变硬，肿块逐渐增大，呈搏动性疼痛，局部皮肤红肿、透亮，伴有高烧、寒战、全身无力、大便干燥等症状。③溃脓期：破溃出脓后，脓液引流通畅，肿消痛减。

（3）实验室检查：白细胞计数升高，特别是中性粒细胞数明显增加。化脓时局部抽吸可有脓性分泌物。

三、推拿技法

（一）《妇产科疾病针灸推拿治疗学》治疗乳痈技法

【取穴】乳根、天溪、食窦、屋翳、膺窗、膻中、中脘、天枢、气海、肝俞、脾俞、胃俞、风池、肩井、少泽、合谷。

【手法】揉法、摩法、一指禅推法、按法、拿法等。

【操作步骤】

（1）胸腹部操作：患者坐位，医者以揉、摩法施于乳房及周围的乳根、天溪、食窦、屋翳、膺窗、膻中穴，约2分钟；自乳根部向乳头方向推进数次；右手拇指、食指轻捻乳头，同时左手按压乳中穴，再以双手轮换轻按乳房，使乳汁流出，反复进行3～5次，可使瘀积的乳汁充分排出。然后患者仰卧位，医者按揉中脘、天枢、气海穴，每穴2～3分钟，以顺时针方向揉摩胃脘部及腹部各5分钟。

（2）腰背部操作：患者俯卧位，医者用一指禅推法沿背部膀胱经第一、二侧线反复操作，然后按揉肝俞、脾俞、胃俞穴，每穴2分钟，以酸胀为度。

（3）肩颈及上肢操作：患者坐位，医者先按揉风池，再沿颈椎两侧向下到大椎两侧，往返按揉30遍，然后拿风池、肩井、少泽、合谷穴各0.5分钟。

【按语】本技法在取穴的原则上，除选用局部取穴外，还采用背部的腧穴等，即前病后治之法。用一指禅推后背的腧穴，调节胸背部的经络，使气血畅通，患者感到胸部轻松，乳房肿痛减轻。在手法的运用上，选用轻快柔和的手法，使之轻而不浮、重而不滞，先从周围着手，逐步移向中央，以达到行气通乳的目的。

（二）《张氏双环式推拿法》治疗乳痈技法

【取穴】乳根等。

【手法】双环式揉法、点法、摩法、推法等。

【操作步骤】患者坐位，身体虚弱者可仰卧位，医者用滑石粉涂于患者乳房周围，首先以双环式指揉乳房周围2～3圈，随后点揉硬块的同时以拇指向乳头的方向推压，使瘀积的乳汁排出。另手中指点压乳根穴，手法由浅入深，结合点摩可使瘀积的乳汁流出。最后以环式手法结束。

【按语】双环式手法是医者多年的临床研究中总结出来的，不但对一些疾病有其特殊的疗效，而且在治疗保健工作中发挥着重要作用。该手法是用手指或手掌在皮肤表面进行揉动的方法。以拇指为主导，揉动的手指或手掌应紧密接触皮肤，垂肩屈肘，手腕放松，作旋转环形向前的运动，其余四指随拇指向前运动。拇指形成一小环，其余四指形成一大环，故称为双环式手法。本手法边作动作，边增加压力，使皮下组织随手指或手掌的揉动而滑行。本手法以揉法为主，作旋转环形向前运动，手法较轻柔，通过作用于乳房局部，以行气除胀散结。

（三）《实用推拿按摩》治疗乳痈技法

【取穴】乳根、天溪、屋翳、膺窗。

【手法】分推法、摩法、点按法、擦法、提拿法等。

【操作步骤】

（1）胸腹部操作：患者仰卧位，医者用双手大鱼际分推患乳两侧5～8分钟；以摩法作用于患乳四周3～5分钟；点按乳根、天溪、屋翳、膺窗穴共2分钟。

（2）腰背部操作：患者坐位，暴露背部，分别用两大拇指按压胸椎段两侧膀胱经，上下移动，共3分钟；在上述部位涂抹适量油剂，以掌擦法分别直擦两线，以局部透热为度。

（3）肩、项及上肢操作：双手提拿肩井部5分钟，力量逐渐加重，以产生较重酸胀感。

【按语】本技法施治时不同于其他技法，手法操作时在胸椎两侧膀胱经涂抹适量油剂，以掌擦法分别直擦两线，以局部透热为度。背俞穴乃各脏腑经气流注之处，通过刺激背部的背俞穴，从而激发各脏腑的生理功能，达到疏经通络、行气活血、消肿散结的目的。

（四）《推拿治疗学》治疗乳痈技法

【取穴】膻中、乳根、膺窗、屋翳、少泽、天溪、曲泽、鱼际、内关等。

【手法】一指禅推法、缠法、按法、揉法等。

【操作步骤】

（1）胸腹部操作：患者仰卧位，医者坐其右侧，用按揉或一指禅推膻中、乳根、膺窗、屋翳、天溪诸穴各1分钟，施缠法于局部红肿处。

（2）上肢操作：按揉少泽、曲泽、鱼际、内关穴各1分钟。

【辨证加减】

（1）胃热蕴滞：加按揉下巨虚、丰隆、温溜等穴各1分钟。如头痛发热可加按揉合谷、风池穴各1分钟。

（2）肝气郁结：加按揉期门、章门、行间、天池等穴各1分钟，拿肩井穴10遍，然后按揉大陵、足临泣等穴各1分钟。

【按语】本技法中，用按揉或一指禅推膻中、乳根、膺窗、屋翳、天溪等穴以改善患处血液循环而达到消肿止痛之功。施缠法于红肿局部，能充分作用于乳腺炎症部位，起到软坚散结的作用，使胸部的气血舒畅。通过推拿手法作用于上肢部各穴位，以调节阴阳，疏通经络，而消痈散结。

（五）《中华推拿奇术》治疗乳痈技法

【取穴】天溪、食窦、屋翳、膺窗、乳根、中脘、章门、风池、肩井、少泽、合谷、肝俞、脾俞、胃俞等。

【手法】按法、揉法、推法、拿法、摩法、梳法等。

【操作步骤】

（1）患者仰卧位，医者位于患者左侧，施拇指按、揉法或禅推法于天溪、食窦、屋翳、膺窗、乳根穴，每穴操作1分钟，得气为度；继用梳法由乳房四周向乳头方向轻轻梳理，并轻捏乳头数次。

（2）施拇指按法于中脘、章门穴，每穴按压1分钟，得气为度。

（3）施拿法于风池、肩井、少泽、合谷穴，每穴操作1分钟，得气为度。

（4）患者俯卧位，医者位于患者右侧，施一指禅推法于肝俞、脾俞、胃俞，操作5分钟，得气为度。

【按语】本技法用拇指按、揉法或禅推天溪、食窦、屋翳、膺窗、乳根等乳房局部的腧穴，以宽胸理气，促进乳房的气血运行，疏通乳络，使积乳得以排出。施拿法于风池、肩井、少泽、合谷等穴，能清热解毒、行气除胀、消肿止痛。一指禅推肝俞、脾俞、胃俞，以疏肝清胃、通乳散结。医者在推拿治疗的基础上，提出刺络疗法，选取背部皮肤红斑进行治疗。红斑多位于第7颈椎至第1胸椎之间部位，大小约0.5mm，不高于皮肤，指压不褪色，患侧背部出现较多，健侧较少。具体操作：常规消毒后，用三棱针在红斑上点刺1针，用手指挤压使其少量出血。注意只针刺1次。

（六）《中华腹部推拿术》治疗乳痈技法

【取穴】乳根、天溪、膻中、食窦、屋翳、膺窗、建里、中脘、天枢、水分、丰隆、足三里、风池、脾俞、肝俞、合谷等。

【手法】摩法、按法、推法、揉法、一指禅推法等。

【操作步骤】

（1）患者仰卧位，医者手蘸少许润滑剂，先在腹部施以揉、摩、推法约 3 分钟，然后治疗建里、中脘、天枢、水分等每穴约 1 分钟，逆推膻中 36 次，点按章门、期门穴 0.5 分钟，沿肋间隙做推运法 2~4 分钟。

（2）在患乳周围的乳根、天溪、食窦、屋翳、膺窗穴施以揉按约 10 分钟，逆任脉走向，向上提拿腹肌 3 次；然后揉按风池穴 1 分钟，由风池向大椎方向，推运 3 分钟。

（3）患者坐位，医者在肩背部施以揉、擦、推、按 3~5 分钟，推按、推擦肝俞、脾俞、胃俞、膈俞各 1 分钟，拿提肩井 3 次，掐揉合谷穴 1 分钟，揉按足三里、丰隆各 7 分钟，结束操作。

【按语】本病多由肝气郁结，或胃经积热，或外邪侵入乳房致使经络阻塞，排乳不畅，结而成痈。推拿时在腹部及胁肋部进行操作，目的是使经络得以疏通、气血得以调和。揉、摩、推建里、中脘、天枢、水分以调理肠腑，促进脾胃的运化功能；点按章门、期门能调理气机，使气机升降得疏。乳根、天溪、食窦、屋翳、膺窗为乳房局部穴位，揉按诸穴，能激发乳房的经气，且能活血化瘀、散结消痈；推按肝俞、脾俞、胃俞等背俞穴，能调理脾、胃、肝的经气；擦膈俞有活血化瘀的作用。以上手法共同作用，以达到疏肝解郁、活血化瘀、疏经通络、散结消痈的作用。

(七)《推拿大成》治疗乳痈技法

【取穴】天溪、食窦、屋翳、膺窗、乳根、天枢、气海、肝俞、脾俞、胃俞、合谷、肩井。

【手法】推法、按揉法、挤按法、提拿法、抖法等。

【操作步骤】

(1) 胸腹部操作：内功推拿对本病治疗以头面部、躯干及上肢部操作为主，加强平推、按揉胸腹部，即患侧天溪、食窦、屋翳、膺窗、乳根。平推肝区、脾区以温热为度，按揉中脘。平推少腹，按揉天枢、气海。最后挤按乳房，促使排乳。若有排乳不畅，手法操作可配合吸乳器，按揉乳房周围。有恶寒者，在操作颈项部时加重提拿风池、肩井。

(2) 腰背部操作：按揉肝俞、脾俞、胃俞，直推脊柱两侧膀胱经，重点在第4胸椎至第12胸椎，以透热为度。

(3) 肩颈及上肢操作：抖上肢，按揉少泽、拿合谷。

【按语】本技法中，施平推、按揉法于天溪、食窦、屋翳、膺窗、乳根等乳房局部的腧穴，可直接作用于乳房，通调乳络，行气活血，消肿散结。按揉肝俞、脾俞、胃俞，能调理肝、脾、胃之经气，乳房与肝、脾、胃的关系密切，通过调理肝、脾、胃而使乳房的脉络舒畅。合谷为大肠经之原穴，是调理人体气机之大穴，拿合谷能活血散瘀止痛；提拿肩井以行气除胀。

(八)《中国推拿治疗学》治疗乳痈技法

1. 初期及成脓期

【取穴】以足阳明胃经、足太阳膀胱经、任脉等经脉为主，取天溪、食窦、屋翳、膺窗、乳根、中脘、天枢、气海、肝俞、胆俞、胃俞、肩井等。

【手法】按法、揉法、摩法、一指禅推法、拿法等。

【操作步骤】

（1）患者仰卧位，医者先施揉法、摩法于患乳周围的乳根、天溪、食窦、屋翳、膺窗等穴。接着用一指禅推法施于中脘、天枢、气海等穴，再施摩、揉法于腹部。

（2）患者俯卧位，医者用一指禅推法沿足太阳膀胱经第一侧线往返治疗，重点在肝俞、胆俞、胃俞，再用按揉法于上述诸穴，以感觉酸胀为度。

（3）患者坐位，医者用拿法于两侧肩井穴，手法宜轻快柔和。

2. 溃脓期

【取穴】以足阳明胃经、足厥阴肝经、足少阳胆经、足太阳膀胱经穴为主，取屋翳、膺窗、乳根、期门、日月、天枢、关元、气海、肝俞、胆俞、脾俞、肾俞、风池、肩井、曲池等。

【手法】按法、揉法、缠法、一指禅推法、拿法等。

【操作步骤】

（1）患者仰卧位，医者先按揉乳房周围的屋翳、膺窗、乳根及期门、日月、天枢、关元、气海诸穴，接着在屋翳、膺窗、乳根等穴施用缠法治疗。

（2）患者俯卧位，医者用一指禅推法沿背部膀胱经第一侧线往返治疗，重点在肝俞、胆俞、脾俞、肾俞等穴位，再用按揉法施于上述诸穴，以感觉酸胀为度。

（3）患者坐位，医者先按揉风池，再沿颈椎两侧直下至大椎两旁往返治疗，然后拿风池、肩井、曲池，以酸胀为宜。

【按语】本技法中，按揉乳房周围诸穴有疏肝清热、宽胸理气之功效；在乳房周围施用缠法，按揉天枢、气海、关元穴有扶助正气、托毒排脓的作用；一指禅推肝俞、胆俞、脾俞、肾俞穴可调和肝脾、温阳补肾；拿风池、肩井、曲池穴，具有祛风清热、通乳消肿之功。

（九）《齐鲁推拿医术》治疗乳痈技法

1. 气滞

【取穴】以乳房局部穴位为主。

【操作步骤】施分肋推摩法、推腹摩运法（见月经先期气虚型）及开胸点振法（见月经后期气郁型）、宽胸按揉法（见月经先期血热型），捏拿手三阴经，指摩、指揉乳周部，再施梳乳法。身热头痛者加摩掌益脑法（见月经先期气虚型），拿揉风池，膊运环跳，掐外丘、地五会、侠溪。

梳乳法：五指展伸，以指腹着力，轻收五指，由乳周拢梳向乳头，反复操作，渐加劲力，以不痛为度，乳汁自流，积乳结块即消。

2. 乳积

【取穴】内关、劳宫、阳陵泉、阳交、三阴交、行间等。

【操作步骤】

（1）施分肋推摩法、搓腹叩振法、摩掌益脑法（见月经先期气虚型），梳乳法（见乳痈气滞型），掌搓手三阳经，施宽胸按揉法（见月经先期血热型）、开胸点振法

（见月经后期气郁型），揉拿风池，掐揉地五会、侠溪。

（2）掐内关、劳宫、阳陵泉、阳交、三阴交、行间。

3. 血瘀

【取穴】外丘、地五会、侠溪、内关、劳宫等。

【操作步骤】

（1）施分肋推摩法、摩掌益脑法（见月经先期气虚型），指摩、指揉乳房瘀结外周围，宽胸按揉法（见月经先期血热型），梳乳法（见乳痈气滞型），拿揉风池，掐揉外丘、地五会、侠溪，开胸点振法（见月经后期气郁型）。

（2）掐内关、劳宫。

（十）《中医推拿学》治疗乳痈技法

【取穴】天溪、食窦、屋翳、膺窗、乳根、中脘、天枢、气海、风池、肩井、少泽、合谷、肝俞、脾俞、胃俞。

【手法】摩法、揉法、按法、拿法、一指禅推法等。

【操作步骤】

（1）胸腹部操作：患者仰卧位，先施揉、摩法于患乳周围的乳根、天溪、食窦、屋翳、膺窗等穴，约8分钟；再摩、揉腹部，重点在中脘、天枢、气海穴，操作约4分钟。

（2）肩颈及上肢操作：患者正坐位，医者先按、揉风池，再沿颈椎两侧向下到大椎两侧，往返按揉数10次；然后拿风池、肩井、少泽、合谷，操作约3分钟。

（3）腰背部操作：患者正坐位，用一指禅推法沿背部膀胱经往返治疗，重点在肝俞、脾俞、胃俞，操作约6分钟，再按、揉上述穴位，以患者感觉酸胀为度。

【按语】形成本病的原因很多，但其主要发病机制均是乳汁瘀滞，乳络不畅，败乳蓄久成脓。西医称本病为急性乳腺炎，认为大多由金黄色葡萄球菌感染而引起的。用按揉法施于乳房周围的穴位具有舒筋通络、宽胸理气的作用；推中脘、天枢、气海及摩、揉腹部能扶正祛邪、消除积滞；推按肝俞、胆俞、胃俞穴有疏肝理气、调和脾胃的作用，拿肩井可促进气血运行，使乳腺导管通畅。

四、验案举隅

石学敏治疗乳痈医案

林某某，女，27岁，已婚，1985年4月16日初诊。患者1胎刚满月，近2日觉左乳肿痛，乳房可触及硬结，按之痛甚，乳汁排出不畅，身热头痛，遂来我科就诊。查体：体温38.6℃，左侧乳房下缘可扣及1cm×2cm的肿块1个，皮肤微红，有明显压痛，无波动感。舌红，苔薄黄，脉弦数。

中医诊断：乳痈。

西医诊断：急性乳腺炎。

辨证：因婴儿吮乳不尽，造成患者乳汁蓄积，壅塞乳络，使乳汁排出不畅，故乳房胀痛；蓄乳生热，热盛于内，则乳房皮肤潮红，身热头痛。舌红，苔薄黄，脉弦数为实热之象。

治则：疏通乳络，消肿止痛。

取穴：天溪、食窦、屋翳、膺窗、乳根、中脘、章门、风池、肩井、少泽、合谷、肝俞、脾俞、胃俞等。

手法：按法、揉法、推法、拿法、摩法、梳法等。

操作步骤：患者仰卧位，医者用拇指按法于天溪、食窦、屋翳、膺窗、乳根穴，每穴操作1分钟；用梳法由乳房四周向乳头方向轻梳，并轻捏乳头数次，操作3分钟；用拇指按法于中脘、章门穴，每穴按压1分钟。然后患者俯卧位，用一指禅推法于肝俞、脾俞、胃俞穴，操作5分钟。

治疗经过：手法毕，乳汁排泄顺畅，乳房胀痛减轻。此后每日治疗2次，3天后左乳肿胀消退，疼痛消失，哺乳恢复正常。随访3周，未见病症复发。

按语：本例属于乳积而致乳痈，治疗时选取乳房局部的穴位天溪、食窦、屋翳、膺窗、乳根，施拇指按法充分刺激以上穴位，能使乳腺的经络畅通而消肿除胀；由于瘀积日久而生热，一指禅推风池、肩井穴，行气解郁除胀的同时能疏风清热；少泽、合谷二者经气通于乳腺，为治疗乳腺疾病的常用穴位；肝俞、脾俞、胃俞三穴能起到疏肝、补脾、益胃的作用，从而通调乳腺。

第四章　妇科杂病

凡不属经、带、胎、产疾病范畴，而又与女性解剖、生理及病理特点有密切关系的疾病，统称为妇科杂病。常见的妇科杂病包括不孕症、癥瘕、乳癖、耻骨联合分离、阴挺、脏躁、盆腔炎等。

妇科杂病因临床证候不同，病因病机各异。就病因而论，大致有三：其一，起居不慎，感受外邪；其二，脏阴亏少，情志不调；其三，禀赋不足，气血虚弱。这些病因作用于机体，导致脏腑、经络、气血功能失调，从而产生各种病证。

妇科杂病病情多变，治疗必须以脏腑、经络、气血为核心，从整体观念出发，施以辨证治疗，必要时结合局部治疗，多方法、多途径给药，从而提高疗效。

第一节　子宫脱垂

一、概述

子宫从正常位置向下移位，甚至完全脱出于阴道口外，称为"子宫脱垂"，又称"阴挺"、"阴脱"、"阴菌"。因多发生在产后，故又有"产肠不收"之称。本病主要病机是冲任不固，提摄无力。常由气虚和肾虚所致。如《诸病源候论·阴挺出下脱候》曰："胞络伤损，子脏虚冷，气下冲则令阴挺出，谓之下脱。"

本病病位在子宫，主要由产伤或产后调理不当，冲任不固、提摄无力而致。临床辨证论治首先要辨别子宫下移的程度，Ⅰ度脱垂者以益气升提、补肾固脱为主，Ⅱ、Ⅲ度脱垂者宜结合西医方法治疗。本病主要以预防为主，包括正确处理产程各环节以及做好产褥期保健。

西医学的子宫脱垂、阴道前、后壁膨出可参照本病辨证治疗。

二、诊断要点

（1）病史：阴中有物脱出，常与分娩时用力太过，或产后劳动过早，产后便秘，或因分娩时损伤胞络，或产育太多，长期咳嗽，或年老久病等关系密切。

（2）症状：小腹下坠及阴道口有物脱出。严重时不能自行还纳。带下量多，若因摩擦损伤，红肿溃烂，黄水淋漓，或带下色黄如脓，或夹血水，有秽臭气。尿频、排尿困难，癃闭或失禁，大便秘结。

根据检查时患者平卧用力向下屏气使子宫下降的程度，将子宫脱垂分为三度。

Ⅰ度：轻型为宫颈外口距处女膜缘<4cm，未达处女膜缘；重型为宫颈外口已达处女膜缘，未超出该缘，检查时在阴道口可见到宫颈。

Ⅱ度：轻型为宫颈已脱出阴道口，宫体仍在阴道内；重型为宫颈及部分宫体已脱出阴道口。

Ⅲ度：宫颈及宫体全部脱出至阴道口外。

（3）检查：妇科检查主要查脱垂程度及有无张力性尿失禁，实验室检查可无异常变化。

三、推拿技法

（一）《妇产科疾病针灸推拿治疗学》治疗子宫脱垂技法

【取穴】中脘、气海、关元、维道、归来、带脉、脾俞、肾俞、大肠俞、小肠俞、关元俞、胞肓、命门、八髎、长强、督脉。

【手法】一指禅推法、揉法、摩法、按揉法、推法、拿法、擦法等。

【操作步骤】

（1）胸腹部操作：患者仰卧位，双下肢微屈，医者用一指禅推法或按揉法沿中脘、气海、关元，操作约5分钟；然后在小腹按逆时针方向摩腹、揉脐10分钟，按揉维道、归来、带脉各0.5分钟，用掌根自耻骨边缘向上推至脐，反复操作20次，用双手的拇指、食指、中指分别对称用力捏拿两侧的腹外斜肌3～5次。

（2）腰背部操作：患者俯卧位，医者用一指禅推法或按揉法施于脾俞、肾俞、大肠俞、小肠俞、关元俞、胞肓、长强各0.5分钟；然后直擦督脉，横擦命门、八髎，以透热为度。

【辨证加减】

（1）气虚：点按百会、合谷、气冲、血海、足三里各0.5分钟，掌振下腹约2分钟。

（2）肾虚：按揉百会、气冲、血海、阳陵泉、足三里、三阴交、太溪、涌泉各 0.5 分钟，轻叩脊柱两侧及腰骶部。

（3）湿热：点按百会、血海、丰隆、足三里、三阴交、丘墟、太溪、涌泉、太冲各 0.5 分钟，轻叩脊柱两侧及骶髂部。

【按语】本病治疗原则为补气升提、固摄胞宫。气虚者宜健脾益气，肾虚者宜温阳补肾，湿热者宜清热利湿。一指禅推法或按揉中脘、气海、关元三穴以补气升提；按揉维道、归来能调理冲任气血；带脉属胆经，通于带脉经气，能约束诸经、升提下陷之器官；背俞穴通于相应脏器，一指禅推法或按揉背俞穴可补益各脏经气；命门、长强属于督脉，能补益肾气，长强为治疗阴挺的常用穴位；横擦命门、八髎以补肾温阳，促进腰骶部的血液循环，温热感向小腹方向感传以温养胞宫，使脱垂的子宫回纳。

（二）《针灸推拿治疗学》治疗子宫脱垂技法

【取穴】脾俞、肾俞、足三里、三阴交、太溪、中脘、气海、关元、带脉、维道、归来。

【手法】按揉法、一指禅推法、㨰法、擦法、团摩法等。

【操作步骤】

（1）患者俯卧位，医者施以按揉或一指禅手法于脾俞、肾俞穴各 2 分钟，而后在腰骶部施以㨰法 5 分钟，再改用擦法，以透热为度。

（2）患者仰卧位，医者在其中脘、气海、关元、带脉、维道、归来等穴上施以按揉或一指禅手法，每穴各 1～2 分钟。后再施以团摩法 5 分钟，继以擦法在少腹两侧及中间由下向上施术，以透热为度。最后点按足三里、三阴交、太溪等穴，每穴各 1～2 分钟，继在足太阴、足少阴和足阳明经施以擦法，以透热为度。

【按语】子宫脱垂与脾、肾关系密切。脾虚中气不振，气陷于下，冲任不固，带脉失约，无力提升则子宫下垂，小腹下坠；或肾虚，冲任不固，带脉失约，系胞无力，子宫下垂。脾俞、肾俞分别为脾经、肾经经气流注之处，按揉或一指禅推此二穴能补益中气、肾气；点按足三里以调理脾胃，使气血生化有源；三阴交为肝、脾、肾三经的交会穴，点按此穴能补肾、健脾、疏肝；太溪属肾经经穴，能滋肾阴；带脉穴属胆经，通于带脉，按揉该穴能增强带脉的约束力；足三里、三阴交、带脉三穴合用能补脾益肾、调冲任、固带脉；按揉或一指禅推中脘、气海、关元三穴以调和任脉气血，增强一身之气；维道、归来二穴临近胞宫，能促进局部的气血运行，温养胞宫。

(三)《推拿治疗学》治疗子宫脱垂技法

【取穴】气海、子宫、维道、气门、三阴交、足三里等。

【手法】一指禅推法、按法、揉法、拿法、擦法等。

【操作步骤】患者坐位，医者坐其右侧，用一指禅推或按揉气海、子宫穴、维道、气门诸穴各 1 分钟。然后按揉三阴交、足三里穴各 2 分钟。

【辨证加减】

(1) 气虚：加按揉中脘、心俞、脾俞、胃俞等穴，揉脾俞、胃俞穴，每穴各 1 分钟，抄两腰，按百会穴 1 分钟。

（2）肾虚：加按揉关元、中极、肾俞、命门、腰阳关、大肠俞诸穴各1分钟，拿按曲泉、阳陵泉穴各1分钟。最后擦肾俞穴及腰骶部。

【按语】阴挺多由气虚、肾虚而致。元海为元气聚集之所，按揉气海能补肾益气；子宫为经外奇穴，是治疗妇科疾病常用的穴位，按揉此穴能调理胞宫胞脉；按揉维道、气门、三阴交、足三里能补益脾气、滋养肾阴、疏肝理气。气虚型加按揉胃之募穴中脘，能调理脾胃，促进运化转输；背俞穴是脏腑经气流注之处，通于相应的脏器，旺盛后天生化之源；百会能升阳举陷。以上操作共奏健脾益气、升举之效。肾虚型按揉任脉关元、中极，因其临近胞宫，通于冲脉，能温肾助阳，通经行气，调冲固任；点按肾俞、命门、腰阳关三穴以滋补肾阴肾阳而强腰肾；大肠俞属膀胱经，能通调腑气，促进大肠的传化功能；曲泉属足厥阴肝经，能促进肝的疏泄功能；阳陵泉属胆经，且为筋会，能强筋、柔筋、强健腰膝。以上操作通过补气、补肾以加强气的升提、固摄作用，使子宫提托向上。

（四）《实用推拿学》治疗子宫脱垂技法

【取穴】中脘、气海、关元、长强、足三里、三阴交、曲泉、八髎、肾俞、命门。

【手法】一指禅推法、摩法、振法、按揉法、㨰法等。

【操作步骤】

（1）患者仰卧位，施一指禅推法于中脘、气海、关元穴约5分钟，施摩法于少腹部约8分钟，施振法于腹部，透热为度。

（2）俯卧位，施㨰法于肾俞、命门、八髎穴约3分钟，按揉长强、足三里、三阴交、曲泉、八髎、肾俞、命门各 0.5 分钟。

【辨证加减】

（1）脾虚气陷：加摩中脘，按揉脾俞、胃俞。

（2）肾阳亏虚：加横擦肾俞、命门、八髎，直擦督脉、命门至十七椎，以透热为度。

（3）湿热下注：加按揉八髎、大肠俞、小肠俞各 1 分钟，横擦腰骶部，以温热为度。

【按语】中脘、气海属于任脉，能补中焦之气；关元亦属任脉，居于脐下，为"元阴元阳交关之所"、元气生发贮藏之处，又为小肠之募穴。一指禅推以上三穴有培肾固本、补益元气、助养暖宫之效。肾俞位于腰背，内应于肾，为肾气所注、肾脏之俞，能益肾气、行水气、助肾阳。以上操作能升阳举陷、固摄任脉、温肾暖胞。命门、长强属督脉，总督诸阳，施擦法于此二穴能升举阳气。按揉足三里、三阴交、曲泉三穴能健脾、疏肝、滋肾阴，通过调理肝、脾、肾三脏而调畅气机，八髎位于腰骶部，善治生殖系统疾病。

（五）《中华推拿奇术》治疗子宫脱垂技法

1. 中气不足

【取穴】百会、中脘、气海、关元、维道、子宫、脾俞、足三里、三阴交、气海俞、关元俞、胃俞、三焦俞、肾俞等。

【手法】掌按法、拇指按法、按揉法、擦法、捏脊法等。

【操作步骤】

（1）患者仰卧位，医者位于患者左侧，施腹部掌按法于中脘、气海、关元穴，每穴持续按压5分钟；继而施拇指按法于维道、子宫穴，每穴按压1分钟，使热感深透下腹、会阴部为度。

（2）施腹部掌揉法于下腹部，反复施术2分钟，以热感深透丹田为度。

（3）施拿法于腹部，沿任脉分布自上而下反复提拿3～5遍，并做轻轻抖动。

（4）施拇指按揉法于百会、足三里、三阴交，每穴操作1分钟，以得气为度。

（5）患者俯卧位，医者位于患者右侧，施掌揉法于背部膀胱经，施一指禅推法于关元俞、气海俞、肾俞、三焦俞、脾俞、胃俞，操作5分钟。

（6）施擦法于背部督脉，操作2分钟，以热透任脉为度。

（7）施捏脊法于背俞穴，自下而上反复操作3～5遍，并于关元俞、气海俞、肾俞、脾俞、胃俞、三焦俞适当增加捏拿强度。

2. 肾气不足

【取穴】关元、中极、大赫、维胞、归来、维道、子宫、照海、三阴交、曲泉、关元俞、肾俞、命门、腰阳关、大肠俞等。

【手法】按法、揉法、推法、擦法、拿法等。

【操作步骤】

（1）患者仰卧位，医者位于患者左侧，施腹部掌按法于关元穴，持续按压5分钟，使温热感深透下腹；继而用拇指按法于中极、归来、维胞、维道、子宫、大赫，每穴持续按压1分钟，以得气为度。

（2）施掌团摩法于腹部，反复摩动2分钟，使热透丹田。

（3）施拇指按、揉法或一指禅推法于照海、三阴交、曲泉，每穴操作1分钟，得气为度。

（4）患者俯卧位，医者位于患者右侧，施拇指按、揉法或一指禅推法于脾俞、关元俞、肾俞、命门、腰阳关、大肠俞，操作5分钟，以得气为度。

（5）施掌擦法于肾俞、命门、腰阳关、大肠俞，操作2分钟，以透热为度。

【按语】本技法以补益脾、肾之气为主。百会位于巅顶，升举力强，拇指按中脘、气海、关元、维道、子宫、大赫等下腹部腧穴，一方面促进局部气血运行，一方面以补气温阳，加强气的固摄作用。一指禅推及按揉脾俞、足三里、三阴交以健运脾胃、补中益气。拇指按、揉法或一指禅推法施于气海俞、关元俞、胃俞、三焦俞、肾俞、命门、腰阳关、大肠俞等腧穴以调理脏腑气机，补益肾气，固摄胞宫。

（六）《中华腹部推拿术》治疗子宫脱垂技法

1. 气虚

【取穴】建里、中脘、胃俞、石关、梁门、膻中、百会、长强、脾俞、三焦俞、肾俞等。

【手法】揉法、按法、推擦法、摩法、拨法等。

【操作步骤】

（1）患者仰卧位，医者蘸少许润滑剂，在腹部揉按2～4分钟，然后推、揉、按、擦建里、梁门、石关、中脘、关元各1分钟，沿任脉方向推膻中3～5次，揉、按、推擦百会穴3分钟。

（2）患者俯卧位，医者在肩背部施以拨、揉1～2分钟，然后揉按脾俞、胃俞、三焦俞、肾俞各1分钟，揉按长强穴3分钟，拿捏足三里1分钟。

2. 肾虚

【取穴】建里、中脘、关元、气海、中极、石门、阴交、胃俞、大肠俞、肾俞、百会、长强、三阴交等。

【手法】推法、按法、揉法、㨰法、擦法等。

【操作步骤】

（1）患者仰卧位，医者蘸少许润滑剂，先推、按、揉腹部1～3分钟，然后依次点按关元、气海、中极、阴交、石门、建里、中脘各1分钟，扣按带脉穴1.5分钟，沿任脉方向向上提拿腹肌3次，在三阴交处施一指禅手法2分钟。

（2）患者俯卧位，医者先推、揉、㨰、擦腰背部1～3分钟，然后揉按胃俞、脾俞、三焦俞、大肠俞、肾俞各1分钟，按揉、推、擦百会、长强共3分钟，最后由太溪向三阴交方向推揉3分钟。

【按语】任、督、冲三脉同起于胞宫，施推、揉、按、擦法于建里、梁门、石关、中脘、关元等任脉腧穴以补气温阳，揉按脾俞、胃俞、三焦俞、肾俞等膀胱经腧穴以振奋阳气，揉按长强穴以通督脉气血，擦百会以增强升提作用，通过调理冲、任、督三脉气血以使胞宫气血调和。医者指出配合使用灸法灸提托穴，效果更加。提托穴属经外奇穴，在脐下3寸外开4寸，即关元穴旁开4寸，善治子宫脱垂及腹痛，为治疗子宫脱垂之经验效穴。

（七）《推拿大成》治疗子宫脱垂技法

【取穴】以中脘、关元、气海、中极、维道、归来、子宫、气海俞、关元俞、八髎、血海、阴陵泉、三阴交、足三里为主。

【手法】推法、摩法、揉法、按揉法、拿法等。

【操作步骤】揉中脘，推中脘，一指禅旋推关元、气海、中极、维道、归来、子宫，摩腹，揉腹，拿大腿内侧、血海、阴陵泉、三阴交，推足三里，推气海俞、关元俞、八髎，按揉气海俞、关元俞、八髎。

【辨证加减】

（1）气虚：加推心俞、脾俞、胃俞，揉脾俞、胃俞，推下脘、按百会。

（2）肾虚：加推肾俞、命门、腰阳关、大肠俞，揉命门、大肠俞，拿阳陵泉。

【按语】本病多由气虚或肾虚而致。揉中脘，推中脘，以健脾和胃、补益中气。旋推关元、气海，以补肾益气温阳。旋推中极、维道、归来、子宫，能调摄任、带之经气，以加强对子宫的气血濡养，恢复子宫的肌张力。摩腹、揉腹，以补真元之气，使任、带两脉之气血进一步充盈，并加强关元、气海的补肾益精之功。拿大腿内侧及血海，以活血化瘀、通调脾经；拿阴陵泉、三阴交，以调节阴经经气，增强阴血的濡养之功。推足三里，以健脾气、助消化、养气血。推气海俞、关元俞、按揉气海俞、关元俞，以加强关元、气海之穴的补中益气之功能，且调节任、带两脉。推八髎，按揉八髎，可增强子宫的肌张力。

（八）《中国推拿大成》治疗子宫脱垂技法

【取穴】百会、中极、关元、气海、肚角、维道、足三里、肾俞、命门、长强。

【手法】一指禅推法、按揉法、摩法、捏拿法、擦法等。

【操作步骤】

（1）患者仰卧位，医者坐于患者右侧，用一指禅推法分别施治于中极、关元、气海、维道穴，每穴2～3分钟。然后用右手在患者的下腹部作掌摩法（手法移动要缓慢），约5分钟；用拇指按揉法治疗百会穴和双侧的足三里穴，每穴2分钟。再用双手的拇指、食指、中指分别对称用力捏拿两侧的腹外斜肌3～5次。

（2）患者俯卧位，医者立其体侧，用拇指按揉法分别施治于肾俞、命门、长强穴，每穴2分钟，再用擦法施于两侧肾俞、命门穴，以透热为度。

【按语】本技法以补气调气、补益脾肾为主。一指禅推中极、关元、气海、维道各穴，以调理任脉、补气升阳；拇指按揉百会、足三里以健脾益气、增强固摄作用；拇指按揉法分别施治于肾俞、命门、长强以补益肾气。此外，本书医者提出一套自我保健疗法：臀高头低位势。具体操作：患者仰卧位，双手置于体旁，头不用枕垫，臀下垫一高枕（不低于15cm），膝屈曲，足底平踩床面。接着，双手重叠置于下腹耻骨联合处下压，向脐方向缓缓移动，此时作缓慢深吸气；双手止于脐后离开腹部，并作缓慢深呼气。如此反复循环 20 次左右。最后使屈曲的双膝向胸壁靠近，双手抱膝，持续 3～5 分钟。上法坚持每日1 次。

（九）《中国推拿治疗学》治疗子宫脱垂技法

1. 气虚

【取穴】以任脉、督脉、足太阴脾经穴为主，取中脘、下脘、中极、归来、维道、子宫、气海、脾俞、气海俞、八髎、长强、足三里、百会等。

【手法】㨰法、摩法、托法、颤法、揉法、按法、擦法等。

【操作步骤】

（1）患者仰卧位，医者按顺时针方向，自下而上摩腹约 3 分钟，用鱼际按揉法分别揉中脘、下脘、中极、归来、维道、子宫、气海诸穴。再自下而上反复托小腹数次，以患者有子宫收缩上提感为度。最后掌颤气海穴约 5分钟，使热量直透胞宫。

（2）患者俯卧位，医者立于右侧，施㨰法于腰骶部，再用拇指按揉脾俞、气海俞、八髎、长强、足三里穴，以有酸胀感为度，时间各约 3 分钟。最后横擦八髎穴，以热量直透小腹为度。

（3）患者坐位，医者立于其身后，按揉百会穴 5 分钟，最后热敷百会穴。

【按语】脾胃为后天之本，主运化水谷，为气血生化之源。故揉中脘、下脘，按揉脾俞、足三里，可健运中州、补益中气；气海为任脉经穴，可调一身元气，故揉、颤气海以温养冲任、益气固摄；维道为足少阳带脉之会穴，揉维道以调带脉之气而固摄胞宫；百会为督脉经穴，位于巅顶，按揉、热敷百会穴，乃取"下病高取"、"陷而举之"之意；横擦八髎、按揉长强善治一切生殖器疾病。诸法同用，共奏升提阳气、固摄胞宫之效。

2. 肾虚

【取穴】以任、督脉及足少阴肾经穴为主，取中脘、维道、子宫、中极、关元、大赫、肾俞、命门、大肠俞、关元俞、腰阳关、八髎、太冲、照海、太溪、阴谷等穴。

【手法】㨰法、一指禅推法、揉法、摩法、擦法、托法、颤法。

【操作步骤】

（1）患者仰卧位，医者坐于其右侧，用摩法自下而上，按顺时针方向摩腹数遍，约3分钟；再用一指禅推法沿任脉自下而上往返操作，重点在中极、关元、中脘穴，约5分钟；再用鱼际揉法揉子宫、维道、大赫穴，约5分钟；然后自下而上托小腹数次，并用掌颤关元穴，以有热量透入胞宫为佳，约5分钟；最后按揉太冲、太溪、照海、阴谷穴，以有酸胀感为度。

（2）患者仰卧位，医者立于其右侧，先在腰骶部施㨰法，往返3～5遍；再按揉肾俞、大肠俞、关元俞、命门、腰阳关、八髎诸穴，以有酸胀感为佳；最后横擦腰骶，并热敷肾俞、命门穴，以有热量透达小腹为佳。

【按语】肾气不足而致子宫下垂者，治疗当以培补肾气、升阳举陷为主。故按揉肾经合穴阴谷、肾俞以振奋肾经气机；命门属督脉，主一身之阳气，热敷命门以温补肾阳、升举下陷；关元属于任脉，主一身之元气，颤关元穴以暖下焦而温养冲任；肝肾两经均循少腹络胞宫，故推大赫，揉太冲、照海、太溪以调补肝肾；摩维道、子宫、中极以调理冲任，益气固摄。

（十）《实用推拿按摩术》治疗子宫脱垂技法

【取穴】神阙、气海、关元、归来、中极、太冲、照海、百会、八髎、肾俞、命门、长强。

【手法】揉法、指按法、推法、滚法、擦法等。

【操作步骤】

（1）患者仰卧位，医者手掌着力沿顺时针方向持续按揉肚脐及小腹，按揉神阙、气海、关元、归来、中极、太冲、照海及百会穴，由耻骨联合上沿任脉直推至肚脐10～15遍。

（2）患者俯卧位，医者持续滚腰骶部，沿顺时针方向持续揉骶部八髎穴，按揉肾俞、命门、八髎及长强穴，直擦腰背部督脉，横擦八髎穴，以透热为度。

【按语】本技法中，手掌持续按揉肚脐及小腹以调理胞宫气血，按揉神阙、气海、关元能固本培元、补益正气；按揉位于病变局部的中极、归来，能舒经活络、调经暖宫；太冲属肝经，为肝之原穴，善疏肝行气，照海属肾经，能滋肾阴，二穴能共同调理肝肾；按揉巅顶之百会，以醒脑、升阳举陷；揉及横擦足太阳膀胱经穴位八髎、肾俞，能补益肾气，且二穴善治泌尿生殖系统疾病；命门属督脉，有温阳补肾的作用；长强位于肛门局部，升举作用较强。通过以上操作共同达到提升下陷的作用。

(十一)《齐鲁推拿医术》治疗子宫脱垂技法

1. 气虚

【取穴】百会、肩井、气海、大赫、维道、中极、关元、阴交、太冲、照海。

【操作步骤】

(1) 揉百会，拿肩井，揉气海，膊运大赫、维道，摩胁部，施太极摩腹法、搓腹叩振法（见月经先期气虚型），膊运中极、关元、阴交。

(2) 揉太冲、照海。

2. 肾虚

【取穴】百会、气海、大赫、维道、肾俞、志室、太溪、太冲、照海。

【操作步骤】

(1) 揉百会、气海，膊运大赫、维道、肾俞、志室，施壮腰搓擦法、分胁推摩法、推腹摩运法（见月经先期气虚型），膊运中腹、下腹部。

(2) 揉太溪、太冲、照海。

【按语】阴中有物坠下，劳则加剧，少腹重坠，心悸气短，精神疲倦，面色无华，小便频数而清，白带量多而稀，舌淡苔薄白，脉浮虚。此为脾气虚弱，中气下陷，不能收摄所致之子宫脱垂。治宜补中益气升提。百会位于巅顶，为诸阳之会，有升阳举陷之功；肩井属足少阳胆经，为手足少阳及阳维脉交会穴，拿肩井有宽胸理气的作用；气海为元气汇聚之处，偏于益气补虚；大赫属肾经，维道属胆经，均位于下腹部，能滋养胞宫；膊运大赫、中极、关元、阴交等病变局部腧穴，能助阳暖宫。

阴中有物脱坠，腰膝酸软，少腹重坠，小便频数，头眩耳鸣，舌质淡红，苔薄白，脉沉细。此为肾元亏虚，无力系胞所致之子宫脱垂。治宜补肾益气，升提胞宫。在百会、气海、大赫、维道的基础上加膊运肾俞、志室二穴，二穴均通肾脏，能起到补肾气、益肾精、固封藏之功。

（十二）《中医推拿学》治疗子宫脱垂技法

【取穴】以中脘、中极、维道、归来、子宫、气海俞、关元俞、八髎等为主。

【手法】摩法、按法、揉法、一指禅推法、滚法、擦法等。

【操作步骤】

（1）腹部操作：患者仰卧位，用逆时针方向的掌摩法在腹部作顺时针方向治疗，约4分钟；然后用一指禅推或掌揉法在中极、维道治疗，每穴2分钟；再顺患者呼吸按揉中脘、归来、子宫，每穴约1分钟。

（2）腰背部操作：先在腰骶部用轻快的滚法治疗，同时配合按揉八髎穴，以酸胀为度，往复操作，约4分钟；然后在气海俞、关元俞用一指禅推法或按揉法治疗，每穴约1分钟；再横擦八髎，以透热为度。

【辨证加减】

（1）气虚：按揉百会、足三里各1分钟；直擦背部督脉，以热量透达任脉为度；在腹部操作时加揉气海穴2分钟。

（2）肾虚：按揉三阴交、曲泉穴各1分钟；横擦腰部肾俞、命门及腰阳关、大肠俞，以小腹透热为度；在腹部操作时用轻快柔和的弹拨法在两侧维道治疗，以略有酸胀感为度。

【按语】本技法以掌摩腹部调和整个腹部的气血，再施一指禅推或掌揉法于中极、维道，二穴位于病变局部，能调理胞宫气血，施一指禅推法于气海俞、关元俞以补气温阳补肾暖胞宫。此外，医者指出骨盆底肌肉锻炼可增加骨盆底组织的紧张度，巩固疗效。其法如下：患者自然坐位，练习忍住大便的动作，继而放松，如此一紧一松。每天 2～3 次，每次 5～10 分钟。患者坐位，一腿搁置于另一腿上，作起立和坐下动作，每次 5～10 分钟，每天 3～5次。胸膝卧位式，每日 2 次，每次 5～15 分钟。

四、验案举隅

石学敏治疗子宫脱垂医案

张某某，女，28 岁，已婚，1973 年 9 月 21 日初诊。患者半年前三胎产后，调养不当，满月刚过就操劳家事，后渐觉阴中有物下坠，平卧位则自行回缩。半年来症状时轻时重，未曾诊治。近日症状加重，下腹坠胀酸重，带下量多，小便频急，气短乏力，遂来我科就诊。查体：子宫Ⅱ度脱垂，白带量多，质清稀色白，舌淡苔薄，脉虚细。

中医诊断：阴挺，中气不足型。

西医诊断：子宫Ⅱ度脱垂。

辨证：患者因产后操劳过度，劳倦伤脾，脾虚气弱，中气不足而下陷，致任、带两脉失于提摄，故阴中有物下坠，下腹坠胀。脾虚不能运化水湿，则带下量多稀白；下元气虚膀胱失约，则小便频急；脾虚中阳不振，则气短乏力。舌淡，脉虚细均为气虚之象。

治则：补气升提，固摄胞宫。

取穴：百会、中脘、气海、关元、维道、子宫、足三里、三阴交、关元俞、气海俞、脾俞、胃俞、三焦俞、肾俞等。

手法：按法、揉法、摩法、推法、拿法、捏法等。

操作步骤：患者仰卧位，用腹部掌按法于中脘、气海、关元穴，每穴按压 5 分钟；用拇指按法于维道、子宫穴，每穴按压 1 分钟。继用腹部掌揉法于下腹操作 2 分钟；用拿法于腹部任脉走行部位，提拿 5 遍。再用拇指按法于百会、足三里、三阴交穴，每穴操作 1 分钟，用拇指禅推法于背部关元俞、气海俞、肾俞、三焦俞、脾俞、胃俞穴 5 分钟；用擦法于背部督脉，操作 2 分钟；用捏脊法于背俞穴，自下而上操作 3 遍。手法毕，患者小腹坠胀感减轻。

治疗经过：每日治疗 1 次，两月余后症状消失，随访半年，未复发。

按语：本例属于中气不足型子宫脱垂。百会为诸阳之会，是督脉与足太阳经的交会穴，统于督脉，施拇指按此穴能使阳气旺盛，有升提收摄之功。中脘、气海、关元三穴为任脉穴位，且分别为胃之募穴、肓之原穴、小肠之募穴，且中脘为脏会，掌按此三穴可补益脏腑之经气、调理脾胃、补虚升阳，促进气血的生成运化。拇指按维道、子宫可疏通局部经络气血。足三里为胃之下合穴，为保健要穴，且与中脘构成合募配穴法，共同调理脾胃，促进后天气血的生成运化。三阴交为肝、脾、肾三阴经的交会穴，能健脾气、助肾气、疏肝络。拇指禅推于关元俞、气海俞、脾俞、胃俞、三焦俞、肾俞等背俞穴，能健脾和胃、益肾助阳。以上操作共奏益气活血、升阳举陷之功。

第二节　不孕

一、概述

女子婚后，夫妇同居两年以上，配偶生殖功能正常，未避孕而未受孕者；或曾孕育过，未避孕又两年以上未再受孕者，称为"不孕症"。前者称为"原发性不孕症"，《山海经》称"无子"，《备急千金要方》称"全不产"；后者称为"继发性不孕症"，《备急千金要方》称"断绪"。夫妇一方先天或后天解剖生理方面的缺陷，无法纠正而不能妊娠者，称绝对不孕；夫妇一方因某种因素阻碍受孕，导致暂时不孕，一旦得到纠正仍能受孕者，称相对不孕。绝对性不孕和古人谓之"五不女"的螺、纹、鼓、角、脉五种，大多属于女子先天性解剖生理缺陷，非药物所能取效，不属本节讨论范畴。

不孕症的病因病机有虚实两个方面：虚证多因肾之阴阳气血不足，实证多责之于肝气郁结或痰瘀为患，致不能养精育胎或不能摄精成孕。临床常见有肾虚、肝郁、痰湿、血瘀等类型。本病病位在胞宫、胞脉、胞络，治疗重点为调经种子，治法以补肾、疏肝、豁痰、祛瘀等法为主，辨证施治。

西医学认为引起不孕症的原因，从解剖学角度分析，主要与输卵管、卵巢、子宫、宫颈及阴道诸因素有关；从病因学角度分析，主要与炎症、内分泌功能紊乱、子宫内膜异位症及免疫因素有关。所以治疗时应视具体情况，综合分析，遣方用药。

二、诊断要点

（1）症状：夫妇同居 2 年以上，男方生殖功能正常，无避孕措施而未怀孕者，或伴有月经失调、闭经、痛经、溢乳、乳房胀痛、腰背酸痛、带下异常等病症。

（2）妇科检查：了解生殖道包括外阴、处女膜、阴道、宫颈、子宫及盆腔有无器质性疾病，如畸形、炎症、肿瘤等。

（3）辅助检查：临床通过男女双方全面检查找出原因，这是诊断不孕症的关键。首先应作全身检查以了解营养及第二性征发育情况，排除导致不孕的非妇科因素；然后再依次进行有关女性不孕的特殊检查。

三、推拿技法

（一）《实用推拿学》治疗不孕技法

【取穴】上脘、中极、气海、关元、子宫、血海、足三里、三阴交、肝俞、脾俞、胃俞、膀胱俞、肾俞、八髎、肩井等。

【手法】一指禅推法、点法、按法、揉法、摩法、振法、直推法、擦法、㨰法等。

【操作步骤】

（1）患者仰卧位，医者施一指禅推法于任脉，从上脘至曲骨穴往返推 10 分钟。

（2）点按中极、气海、关元、子宫穴、血海、足三里、三阴交穴，每穴1分钟。

（3）摩全腹，自上而下约5分钟，施掌振法于小腹部约1分钟。

（4）患者俯卧位，按揉背部肝俞、脾俞、胃俞、膀胱俞、肾俞，每穴1分钟。

（5）擦肾俞、八髎穴，约2分钟。

（6）用掌根直推督脉，自大椎向下推到至阳穴，反复操作1分钟。

（7）患者坐位，施㨰法于肩井穴约2分钟，手法不宜重。

【辨证加减】

（1）肾阳亏虚：加擦命门，弹拨足三阳经，点按照海。

（2）肾阴亏虚：加一指禅推肾俞、三阴交、承山、阳陵泉，点按归来、膈俞。

（3）痰湿内阻：加按揉膻中、阴陵泉、丰隆、中脘，延长摩腹时间。

（4）肝气郁滞：加按揉章门、期门、太冲、行间，搓两胁。

（5）瘀滞胞宫：加按揉上脘、中脘、水分，摩小腹。

【按语】本技法本着"补其不足、损其有余"的原则，使冲任两脉协调，月经按月而至。任主胞胎，任脉为"阴脉之海"，医者施一指禅推法于任脉，从上脘到曲骨，使任脉经气充盈，对阴经气血有调节作用，从而使肾经气血充足。督脉为"阳脉之海"，医者自大椎向下推到至阳穴，作用于督脉，可温通诸阳，提高温煦固摄作用。再加按揉肝俞、脾俞、胃俞、膀胱俞、肾俞等背俞穴，调理脏腑气机，促进各脏腑功能。以上穴位及手法共同作用，冲任气血调和，以达孕育胞胎之目的。

（二）《中华推拿奇术》治疗不孕技法

1. 肾阳不足

【取穴】关元、气海、三阴交、然谷、脾俞、肾俞、命门等。

【手法】按法、揉法、推法、擦法等。

【操作步骤】

（1）患者仰卧位，医者位于患者左侧，用腹部掌按法于关元、气海穴，各穴持续按压 5 分钟，使患者下腹部、会阴部有温热感。

（2）施腹部掌揉法于下腹部，操作 2 分钟。

（3）施拇指按、揉法或一指禅推法于三阴交、然谷穴，每穴操作 1 分钟。

（4）患者俯卧位，医者位于患者右侧，施一指禅推法于脾俞、肾俞、命门穴，操作 5 分钟，得气为度。

（5）施擦法于肾俞、命门穴，操作 2 分钟，透热为度。

2. 肝郁气滞

【取穴】关元、气海、水道、归来、章门、期门、内关、足三里、三阴交、太冲、行间、肝俞、脾俞、胃俞、三焦俞、肾俞等。

【手法】按法、揉法、推法、擦法等。

【操作步骤】

（1）患者仰卧位，医者位于患者左侧，施腹部掌按法于关元、气海穴，每穴持续按压5分钟，使患者腹部有温热感。

（2）施腹部掌揉法于上腹部，操作5分钟。

（3）施拇指禅推法于水道、归来、章门、期门、内关、足三里、三阴交、太冲、行间穴，每穴操作1分钟，得气为度。

（4）施擦法于两胁部，透热为度。

（5）患者俯卧位，医者位于患者右侧，施拇指禅推法于肝俞、脾俞、胃俞、三焦俞、肾俞穴，操作5分钟。

3. 瘀血阻络

【取穴】气海、中极、四满、曲泉、地机、气冲、合谷、膈俞、肝俞、脾俞、三焦俞、八髎等。

【手法】按法、揉法、推法、擦法等。

【操作步骤】

（1）患者仰卧位，医者位于患者左侧，施腹部掌按法于气海、中极穴，每穴持续按压5分钟，使患者下腹部有温热感。

（2）施腹部掌揉法于小腹部，操作2分钟，使患者会阴部及两股内侧有温热感。

（3）施拇指按法于气冲穴，持续按压约1分钟，抬手后患者会阴部及两股内侧有发热感。

（4）施拇指按、揉法或一指禅推法于四满、曲泉、地机、合谷穴，每穴操作1分钟，得气为度。

（5）患者俯卧位，医者位于患者右侧，施拇指按、揉法或一指禅推法于膈俞、肝俞、脾俞、三焦俞、八髎穴，操作 5 分钟。

（6）施擦法于背部督脉、腰骶部，以小腹透热为度。

【按语】《素问·生气通天论》曰："阴平阳秘，精神乃治；阴阳离决，精气乃绝。"对于生育而言，女子阴平阳秘，则气血充足，月经规律。即西医所说的内分泌正常，排出的卵子活力强，输卵管通畅，子宫内膜宜于受精卵着床生长，易于怀孕。因此推拿在治疗的过程中，重视调整全身各脏腑的机能，选穴时以任脉、督脉、背俞穴、脾经、肝经、肾经的穴位为主，以调理气血及冲任，对身体进行全面的调整，达到阴平阳秘的状态。

（三）《中国推拿大成》治疗不孕技法

【取穴】关元、中极、子宫、气海、胞门、子户、三阴交、次髎、背部膀胱经第一侧线。

【手法】一指禅推法、按揉法、擦法等。

【操作步骤】

（1）患者仰卧位，医者坐于患者右侧，用一指禅推法分别施治于关元、中极、子宫、气海、胞门、子户穴，每穴约 2 分钟；然后按揉两侧三阴交穴，各 2 分钟。

（2）患者俯卧位，医者立于患者体侧，用小鱼际擦法于次髎穴，以透热为度；然后用小鱼际擦法施治于背部膀胱经第一侧线，反复操作 5～8 遍。

【辨证加减】

（1）肾虚：加用按揉法施于命门、肾俞、照海穴各 2 分钟。

（2）肝郁：加用按揉法施于蠡沟、太冲穴各 2 分钟。

（3）痰湿：加用按揉法施于脾俞、丰隆、足三里穴各2分钟。

（4）血瘀：在基本操作法前，先让患者仰卧位，医者坐于患者右侧，用掌摩法施治于腹部，约5分钟，然后按揉血海约2分钟。

【按语】除上述治疗外，医者提出了一套自我保健法：患者仰卧位，双膝屈曲，足底平踩床面，腹部放松。一手掌面贴附于小腹部，另一手掌面重叠其手背上，做顺时针方向的环状揉动，压力要适中，即自感腹腔内脏器随手的揉动而动。这样持续操作10分钟左右。继上势，以一手中指端分别按压气海、中极、关元穴，每穴30秒。然后患者盘膝端坐，用一手拇指指腹分别按揉对侧三阴交、血海穴，每穴30秒。继上势，两手握拳，左右拳背分别置于左右肾俞穴做擦法，使局部发热。上法坚持每日1次。上述操作，选取任脉的气海、关元、中极以补益任脉的经气；按揉三阴交、血海以活血化瘀，调理肝脾肾三脏的功能；在肾俞部做擦法，能提高肾藏精、主生殖之功。

（四）《中华腹部推拿术》治疗不孕技法

1. 肝肾不足

【取穴】关元、气海、中极、复溜、太溪、太冲、期门、章门、三阴交、膈俞、肝俞、肾俞、大肠俞、天枢等。

【手法】推按法、揉法、摩法、搋法、抹法等。

【操作步骤】

（1）患者仰卧位，医者蘸少许润滑剂，先在腹部揉、按2～4分钟，然后推、揉、擦建里、幽门、中极、气海、关元、天枢、水道穴各 1 分钟，擦期门、章门穴各 0.5 分钟，叩按带脉穴 2 分钟，揉按子宫穴 3 分钟，沿任脉方向向上提拿腹肌 7 次。

（2）沿两大腿内侧做擦法 2 分钟，掐、揉复溜、太溪、三阴交、然谷各 1 分钟。由然谷向三阴交方向推运、推揉 3 分钟，揉太冲穴 1 分钟。

（3）患者俯卧位，医者先在腰背部施以搓、揉、推、拨法 1～3 分钟，然后揉按膈俞、脾俞、胃俞、肝俞、肾俞、大肠俞各 1 分钟，揉肓俞、肺俞 2 分钟，点按次髎 1 分钟，揉长强穴 0.5 分钟，腰骶施以横推、运、抹法 5 分钟。

2. 痰湿阻滞

【取穴】建里、中脘、梁门、幽门、水分、天枢、水道、归来、膻中、三焦俞、肾俞、命门、腰阳关、大肠俞、次髎、子宫、足三里、丰隆等。

【手法】揉法、按法、推法、擦法、摩法、运法等。

【操作步骤】

（1）患者仰卧位，医者蘸少许润滑剂，先在腹部推、揉、按、摩 3～5 分钟，先后顺次点揉、推按建里、中脘、梁门、幽门、水分、天枢、水道、归来各 2 分钟，叩按关元 1 分钟，擦、揉子宫 3 分钟，逆推膻中 1 分钟。

（2）揉按足三里、丰隆 2 分钟，拿捏小腿 1 分钟。

（3）患者俯卧位，医者在腰背部推、按、搓、揉 1～3 分钟，然后揉按脾俞、胃俞、三焦俞、命门、腰阳关、大肠俞、肾俞各 1 分钟，叩按带脉 2 分钟，点揉、推按次髎 3 分钟，腰骶部推、揉、抹、运 5 分钟，拨足三里、丰隆穴处大筋。

3. 气滞血瘀

【取穴】天枢、水分、归来、中极、石门、建里、梁门、膈俞、膻中、三焦俞、三阴交等。

【手法】揉法、推法、按法、摩法、拿法、滚法等。

【操作步骤】

(1) 患者仰卧位，医者蘸少许润滑剂，先在腹部揉、按1～3分钟，然后点按天枢，水分、归来、中极、石门、三阴交穴各1.5分钟。偏气滞者，推擦、揉按期门、章门、膻中各1分钟；偏寒凝者，点按关元、气海、建里、梁门、中脘各1分钟，接着叩推带脉1分钟，逆任脉方向向上提拿腹肌3～5次。小腹两侧擦揉法各1分钟，揉、擦、按子宫2分钟。

(2) 患者俯卧位，医者在腰背部滚、揉、推、按2分钟，推、按、揉膈俞、心俞、三焦俞、厥阴俞、大肠俞各1分钟。偏气滞者加肝俞、胆俞、脾俞、胃俞各1分钟；偏寒凝者，加命门、腰阳关、肾俞、膀胱俞、关元俞、气海俞各1分钟，点揉、按次髎2分钟，擦、推、运、抹腰骶部5分钟，拨三阴交大筋，结束操作。

【按语】妇女不孕应首先注重调经。《景岳全书·妇人规》谓："调经之要贵在补脾，以资血之源，养肾气以安血之室。"肾为孕育之本，肾虚则生殖无能。医者将不孕症辨证分为三型，治疗时均以调理肝、脾、肾三脏为主，且注意补气、行气、温阳、活血。点按气海、关元穴能培肾固本、补益元气；中极为膀胱之募穴，交会于肝、脾、肾足三阴经，偏于利湿导滞、降气化瘀，点按本穴以调理冲任二脉和足三阴经气血；点按三阴交，具有补脾胃、理肝肾、调血室之功；子宫位于少腹，为经外奇穴，与生殖器相应，有暖宫散寒之效；水分、天枢、水道、归来有理下焦、利膀胱、清利湿热的作用；膻中为气会，调节一身之气；背俞穴及足三里穴能增强机体正气、益髓填精。以上操作可暖宫散寒、温经通络、活血理气，从而固元安胎。

四、验案举隅

石学敏治疗不孕症医案

张某某，女，35 岁，已婚，1988 年 7 月 26 日初诊。主诉：婚后 9 年不孕。患者 9 年前结婚，婚后性生活正常，未采取避孕措施，始终不孕。经检查其配偶精液正常。患者曾在多处就诊，连续服用汤药、中成药无效，经人介绍来我科就诊。现月经后期，量少，色紫暗，夹有血块。查体：外阴正常，宫体前倾，活动度好，无压痛，双侧附件正常。舌质暗，苔薄白，脉弦。

中医诊断：不孕，瘀血阻络型。

西医诊断：不孕症。

辨证：瘀血内阻胞宫、冲任，故不能摄精成孕，经脉阻滞故经行量少，色紫有块。舌暗、脉弦为气血瘀滞之象。

治则：活血化瘀，调理冲任。

取穴：气海、中极、四满、曲泉、地机、气冲、合谷、膈俞、肝俞、脾俞、三焦俞、八髎等。

手法：按法、揉法、拇指禅推法、掌擦法。

操作步骤：患者仰卧位，用腹部掌按法于气海、中极穴，每穴按压5分钟；用腹部掌揉法于小腹部操作2分钟；用拇指按法于两侧气冲穴按压1分钟；用拇指揉法于四满、曲泉、地机、合谷穴，每穴操作1分钟。然后令患者取俯卧位，用拇指禅推法于膈俞、肝俞、脾俞、三焦俞、八髎穴，操作5分钟。最后用掌擦法于背部督脉、腰骶部，操作2分钟。

治疗经过：每日治疗1次，5月余后患者怀孕，1年半后夫妇两人抱一男婴来谢。

按语：本例属瘀血阻络型不孕症，治疗时掌按气海，有培肾固本、理气和血之功；指揉中极、四满能调和胞脉经血；曲泉、地机分别为肝经和脾经的穴位，拇指揉此二穴在调理肝脾的同时活血化瘀；气冲、合谷的行气作用强，膈俞属足太阳膀胱经，为八会穴的血会，具有活血之功；一指禅推肝俞、脾俞、三焦俞，具有健运脾胃、舒畅气机的作用；八髎穴位于骶尾部，适对胞宫。以上操作起到活血化瘀、理气行血、调理冲任的功效。

第三节　耻骨联合分离症

一、概述

由于产后耻骨联合面及骶髂关节不能恢复到原有的正常位置，而产生一系列症状，称为产后耻骨联合分离症。

骨盆是由骶骨、尾骨及左右髋骨连结而成的一个完整骨环，能有效地传递重力并保护盆腔脏器。两侧髋骨之后由耳状关节面与骶骨的两侧关节面相连接，前正中线由耻骨联合相连结。耻骨联合位于髋骨的耻骨联合面之间，借耻骨间纤维软骨板相连，而且有坚强的韧带保护，一般其承受的张力可达 230kg 左右。因此单纯外力作用于此部位时不易发生耻骨联合分离。但在妇女怀孕期间，尤其在分娩前，由于内分泌的影响，使骶髂关节和耻骨联合面的韧带松弛，造成了发生本病的条件。

本病的发病率并不高，据统计在妊娠分娩的妇女中的比例为 2000：1，但国内外长期以来对本病缺乏有效的治疗方法。推拿对本病有一定的疗效。

二、诊断要点

（1）症状：耻骨联合处疼痛，一侧下肢不能负重，患肢外展及跨步困难，腰臀部酸痛，严重者平卧位困难。如伴发骶髂关节错位，根据骶骨与髂骨相对位置的变化，有向前及向后错位两类。向前错位，患侧髂后上嵴位置偏高，患侧下肢髋膝屈曲困难；向后错位，患侧髂后上嵴位置偏低，患侧下肢髋后伸困难。

（2）体征：耻骨联合处压痛明显，髋外展外旋试验为阳性。

（3）检查：骨盆平片显示耻骨联合面间隙增宽，两侧骶髂关节面不对称。

三、推拿技法

（一）《实用推拿学》治疗耻骨联合分离技法
【取穴】八髎、环跳、大肠俞、内收肌处阿是穴。

【手法】滚法、四指推法、按揉法、整复法、擦法、拔伸法等。

【操作步骤】

（1）患者俯卧位，医者站于其患侧，用滚法作用于八髎、环跳、大肠俞约 3 分钟。

（2）施四指推法于骶髂部，臀部约 3 分钟。

（3）按揉八髎、环跳、大肠俞及阿是穴，每穴 1 分钟。

（4）施拔伸法作用于患侧下肢，用力向下牵引 1～2 分钟。

（5）整复法：①向前错位：患者健侧卧位，健侧下肢伸直，患侧屈膝屈髋，医者站于其前面，一手按住患者肩前部向后固定其躯体，另一手按住患者髋部，向前推动至最大限度，使扭转作用力集中在骶髂部，然后两手同时对称用力斜扳。另一方法是患者仰卧位，医生站于其患侧，一手托住患肢小腿后侧，另一手扶住患侧髋部，作强力髋膝屈曲至最大限度，然后在屈髋位作快速伸膝和下肢拔伸动作。②向后错位：患者健侧卧位，健侧下肢伸直，患肢膝部置 90°屈曲位，医生站于身后，一手向前抵住患侧骶髂关节，一手握住患肢踝上部，向后拉至最大限度，然后两手作相反方向推拉。另一种方法是患者俯卧位，医生站于其患侧，一手向下压住患者骶髂部，一手托住患肢膝前部，两手对称用力，使下肢后伸至最大限度，然后两手同时作相反方向的骤然扳动。

（6）在骶髂部用擦法，透热为度。

【按语】妇女在怀孕期，尤其是在分娩前，由于内分泌的影响，使骶髂关节和耻骨联合软骨及韧带松弛，在分娩时耻骨联合及两侧骶髂关节均出现轻度分离，使骨盆发生短暂性扩大，有利于胎儿的娩出，在分娩后黄体生成素分泌恢复正常，松弛的韧带及软骨也随之恢复正常。对于产后仍有分离，且有疼痛者，先施四指推法于骶髂部、臀部，再揉八髎、环跳、大肠俞及阿是穴以放松骶髂部的肌肉组织、舒筋通络、活血止痛，再运用整复类手法纠正错位，最后在骶髂部用擦法，使骶髂部局部保持温热感，能起到温通经络的作用。此外，临床可以用热敷疗法：在骶髂部热敷，每次 30 分钟，每日 1 次，以增强疗效。

（二）《中医推拿学》治疗耻骨联合分离技法

【取穴】八髎、环跳、大肠俞、关元俞等。

【手法】㨰法、按法、揉法等。

【操作步骤】

（1）放松局部肌肉：①患者俯卧位，医者站于其患侧，在骶髂及腰臀部用㨰法治疗，配合按、揉八髎、环跳、大肠俞、关元俞等穴，以及下肢后伸活动，手法宜轻柔。②患者仰卧位，医者立于其患侧（以右侧为例），用右腋夹住患者右足踝部，右肘屈曲位，以前臂背侧托住患者小腿后面，左手搭于患肢膝关节的前侧，以右手搭于左侧前臂中 1/3 处，此时用力夹持患肢，向下牵引 1～2 分钟。

（2）整复向前错位：①患者健侧卧位，健侧下肢伸直，患侧屈髋屈膝，医者站于前面，一手按住患者肩前部向后固定其躯体，另一手按住患侧髋部，向前推动至最大限度，使扭转移转的作用力集中在骶髂部，然后两手同时对称用力斜扳。②患者仰卧位，医者站于其患侧，一手托住患肢小腿后侧，另一手扶住患者髋部，作强力髋膝屈曲，至最大限度，然后在屈髋位做快速伸膝和下肢拔伸的动作。

（3）整复向后错位：①患者健侧卧位，健侧下肢伸直，患肢膝部置于 90°屈曲位，医者站其身后，一手向前抵住患侧骶髂关节，一手握住患肢踝上部，向后拉至最大限度，然后两手作相反方向推拉。②患者俯卧位，医者站其患侧，一手向下压住患侧骶髂部，一手托住患肢膝前部，两手对称用力，使下肢后伸至最大限度，然后两手同时作相反方向的骤然扳动；在整复时，常可听到复位关节的弹响声。

（4）理筋通络、活血祛瘀：患者俯卧位，在患侧骶髂部用按、揉、弹拨等手法理筋；然后在患侧骶髂部用擦法透热。

第四节　盆腔炎

一、概述

盆腔炎指女性内生殖器及其周围的结缔组织、盆腔腹膜的炎症。盆腔炎临床以腹痛或腹痛伴有发热为其特征，有急性和慢性之分。

急性盆腔炎的发病与阴部卫生习惯不良，或房事不节，或手术不慎，感受热毒、湿热之邪有关；或由邻近脏器病变，累及子宫等而发病。其主要机理为湿、热、瘀交阻于子宫、胞络，致冲、任、带三脉功能失常，或原有宿疾，日久不愈，内结癥瘕，易因劳累、重感外邪而触发。

慢性盆腔炎可因素体虚弱，感染外邪；或急性盆腔炎治疗不彻底演变而成。其主要机理为湿瘀之邪蕴于子宫、胞络，致冲任带脉功能失调而致。临床常见有气滞血瘀、寒凝气滞、脾虚瘀浊等诸因。其基本原则是清热利湿、活血化瘀、消炎止痛。

二、诊断要点

（1）症状：下腹部疼痛，甚至剧痛，高热，白带增多，呈脓性秽臭。若在月经期发病，可出现月经量增多，经期延长，或伴恶心呕吐，腹胀腹泻。

（2）一般检查：急性病容，心率加快，腹胀，全腹压痛，以下腹部明显，有反跳痛或肌紧张。

（3）妇科检查：阴道可能充血，内有大量脓性分泌物；宫颈充血水肿，抬举痛，子宫大小正常或略大，压痛明显，活动受限；子宫两侧附件压痛明显，可触及增粗的输卵管，或摸及肿块。必要时做后穹隆穿刺，可吸出脓液。

（4）辅助检查：周围血白细胞明显升高，中性粒细胞升高，血沉加快，分泌物或血培养阳性。阴道B超检查可见后穹隆游离液体，输卵管增粗并有积液，或附件脓肿。

三、推拿技法

（一）《张氏双环式推拿法》治疗盆腔炎技法
【取穴】气海、天枢、关元、带脉、三阴交等。

【手法】推法、双环式揉法、点法、摩法等。

【操作步骤】

（1）患者仰卧位，医者站在患者一侧，双手掌面由剑突向腹部两侧直推数次，随后医者用两手交替在脐周围做双环式揉法。以双拇指在两侧天枢穴点压，同时点、摩关元、气海穴，随后医者以掌面按压脐部，令患者在吸气时用力下压，呼气时掌面放松，反复5～6次。

（2）患者俯卧位，医者从膀胱经两侧由肩部开始向腰骶部行双环式揉法，随后点、摩肾俞、八髎。气滞者采用轻手法，血瘀者适当加重。

【按语】本技法中，医者用两手交替在脐周围做双环式揉法，以促进整个腹部的气血运行。双拇指点压天枢穴以活血化瘀，同时点、摩关元、气海以补气温阳；随后再施双环式揉法于背部膀胱经侧线，以激发膀胱经经气；通过作用于背俞穴，调理相应的脏腑功能，而达到扶正祛邪的作用；最后点、摩肾俞、八髎以补肾暖胞。

（二）《针灸推拿治疗学》治疗盆腔炎技法

【取穴】腰阳关、八髎、气海、归来、蠡沟、三阴交、足三里、大椎、曲池、合谷、太冲、支沟、阳陵泉、太冲、膈俞、肾俞、血海等。

【手法】点法、揉法、滚法、推法、擦法等。

【操作步骤】

（1）患者俯卧位，医者于腰阳关、八髎等穴上施以点法、揉法各2分钟，再在腰骶部施以滚法、四指推法约5分钟。

（2）患者仰卧位，医者于带脉、气海、归来、蠡沟、三阴交等穴上施以点法和揉法各 2 分钟，再在下腹部作团摩 5 分钟，用掌揉下腹部 5 分钟，最后在足三阴经膝以下至踝施以擦法，以透热为度。

【辨证加减】伴发热者，加用点揉法施于大椎、曲池、合谷、太冲；伴胁肋胀痛者，加用点揉法施于支沟、阳陵泉、太冲；如慢性盆腔炎久而不愈者，加用点揉法施于膈俞、肾俞、血海等穴。

（三）《家庭推拿按摩》治疗盆腔炎技法

【取穴】肾俞、大肠俞、腰俞、腰阳关、气海、关元、血海、三阴交、足三里等。

【手法】揉法、滚法、四指推法、点压法、摩法、擦法等。

【操作步骤】

（1）患者俯卧位，医者立于其身侧，在腰骶部以四指推法治疗约 5 分钟，点压肾俞、大肠俞、腰俞、腰阳关等穴，每穴约 1 分钟，再在腰骶部以滚法治疗约 3～5 分钟，最后施以擦法治疗，以透热为度。

（2）患者仰卧位，医者立或坐于其身侧，以一指禅推法或按揉法在气海、关元、归来等穴治疗，每穴约 2 分钟，再用摩法在小腹部治疗 5～8 分钟，手法宜深沉缓慢。

（3）点按足三里、三阴交、蠡沟、中都等穴，每穴 1 分钟，然后在足三阴经膝以下至踝段施以擦法治疗，以透热为度。

（4）横擦腰骶部，以透热为度。

（5）点揉期门、支沟、阳陵泉、太冲等穴，并斜擦两肋部。

（6）点揉膈俞、肾俞、血海穴。

【按语】此症乃肝失条达，气机失畅，加之湿热阻滞下焦，冲任胞宫气血运行失畅所致。手法治疗此症可疏肝理气、清化湿热、温经散寒，从而使气血运行通畅。点压肾俞、大肠俞、腰俞、腰阳关等腧穴及横擦腰骶部以补肾阴，继而调补肝阴；再施一指禅推法或按揉法于气海、关元、归来等小腹部腧穴，以促进胞宫的气血运行，且有温阳补气行滞之功效；点按足三里、三阴交、蠡沟、中都以清热滋阴燥湿；揉期门、支沟、太冲以疏肝行气。此手法治疗方便易行，副作用少，适于临床应用。

（四）骆竞洪等治疗盆腔炎技法

1. 湿热郁结

【取穴】不容、承满、阳纲、意舍、大横、神阙、水道、关元、阴交、中注、曲骨、横骨、肝俞、魂门、胞肓、环跳、太溪、水泉、丘墟等。

【手法】挤推法、摩法、按法等。

【操作步骤】

（1）患者仰卧位或侧卧位，双下肢微屈曲，医者以一手四指掌侧置季肋下不容、承满穴处，另一手四指掌侧置相对之背部阳纲、意舍穴处，两手同向腋中线处合摩，反复操作5～10分钟。

（2）患者仰卧位，医者以两手拇指分别置于侧腹部石关、腹哀穴处，自上向下，同时由两侧自外向内挤推腹部肌肉，经大横、神阙至水道、关元穴处止，反复挤推3～5分钟。

（3）患者仰卧位，医者以一手或两手四指并置于下腹部之阴交、中注穴处，自上向下经关元、气海至曲骨、横骨穴止，反复摩按 3～5 分钟。

（4）患者仰卧位，双下肢伸直，医者以一手四指置膝内侧阴陵泉处沿胫骨内缘按压并逐步下移至足踝，另一手拇指置踝外侧丘墟穴处，余四指并置太溪、水泉穴处固定，反复操作 3～5 分钟。

（5）患者侧卧位，左或右下肢屈曲，医者以两手四指并置于臀部上方关元俞平高处，向下直摩经胞肓穴，再向外下方斜摩至环跳穴止，反复摩动 3～10 分钟。

（6）患者俯卧位，医者以一手四指掌侧并置或两手四指掌侧并置于肩胛冈上方之一侧肩中俞、肩外俞及曲垣穴处，自上向内下方斜摩至对侧肝俞及魂门穴处，反复操作 2～5 分钟。

2. 寒凝气滞

【取穴】金门、京骨、束骨、通谷、大横、腹结、府舍、归来、气冲、急脉、京门、五枢、维道、肾俞、志室、仆参等。

【手法】按法、摩法等。

【操作步骤】

（1）患者仰卧位，医者以两手拇指掌侧分置下腹部两侧气冲穴处，或两手指掌侧分置气冲、急脉穴处，或两手拇指掌侧分置气冲、急脉穴处长按 2～5 分钟。

（2）患者侧卧位，双下肢屈曲，医者坐或站其侧，先以手掌侧置于腰肌京门穴处，自后斜向腹内下方摩动 1～3 分钟；再以两手四指并置于下腹部外侧大横、腹结穴处按压，反复操作 3～5 分钟。

（3）患者侧卧位，双下肢微屈曲，医者先以左或右手四指掌侧自髂骨上五枢穴起，沿髂骨缘自外向内下方摩动至气冲穴1~2分钟；再以两手四指掌侧并置髂骨内侧府舍、归来、气冲穴处着力向下按压，反复操作3~5分钟。

（4）患者侧卧位，医者以一手四指掌侧置髂前上棘处，另一手置髂骨内上缘维道穴处，自上向内下，经府舍、归来、气冲穴止，反复交替斜摩5~10分钟。

（5）患者侧卧位，左或右下肢屈曲，医者以拇指置踝关节外下方仆参穴处，其余四指置足背上以扶定左或右足，沿足外侧经金门、京骨、束骨、通谷推动至阴穴处后，再用拇指将足小趾末节向下方按压，反复推动并按压2~5分钟。

（6）患者侧卧位，左或右下肢屈曲，另一下肢伸直，医者以拇指置股下方内侧阴廉穴处，其余四指置股外侧固定，再着力反复长按2~3分钟。

（7）患者仰卧位，医者以拇指置股上方气冲穴处按压1~2分钟。

（8）患者俯卧位，医者以一手或两手四指并置于胃俞、胃仓穴平高处，向下直摩经肾俞、志室穴至小肠俞穴止，反复操作3~5分钟。

【按语】中医认为本病的形成多与体虚及气血痰湿有关，但终归于瘀血互结于少腹。而瘀血又多因经期、产后体虚，血室已开，感染邪毒或手术金刃，房事不节所致。《三因极一病证方论》曰："多因经脉失于调理，产褥不善调护，内伤七情，外感六淫，阴阳劳逸，饮食生冷，遂致营卫不调，新陈干忤，随经败浊，淋露凝滞，为癥为瘕。"

故本病以瘀血内结、气机阻滞致冲任损伤为病理基础，治以活血理气、补虚消癥。医者将其分为湿热郁结和寒凝气滞两种类型，在治疗时，根据不同类型，所选穴位侧重不一样。对于湿热郁结型，挤推不容、承满、阳纲、意舍，前后共同操作，旨在疏通上腹部的经气；摩按大横、神阙、水道、关元、阴交、中注、曲骨、横骨等穴，旨在疏通中腹及下腹部的经气，共同促进整个腹部的气血运行及水液代谢；按揉背部穴位肝俞、魂门、胞肓，可通过调理整个脏腑而调动机体的正气；取太溪、水泉以滋阴清热。对于寒凝气滞型，选取腹部大横、腹结、府舍三穴以通调肠腑；归来、气冲、急脉三穴为女科要穴，可使胞宫气血得养，气血运行畅通；京门、五枢、维道、肾俞、志室五穴可温肾壮阳；推擦远端腧穴仆参、金门、京骨、束骨、通谷，通过近端和远端选穴，共同达到祛除外邪的作用。

（五）《推拿大成》治疗盆腔炎技法

【取穴】气海、中极、水道、冲门、归来、子宫、期门、章门、带脉、五枢、维道、居髎、八髎、关元、小肠俞、白环俞、大肠俞、血海、膀胱俞、三阴交、蠡沟等。

【手法】摩法、推法、点法、分法、擦法、踩法等。

【操作步骤】

（1）摩腹，推气海、中极，重点推关元、气海、水道穴，揉按气海、冲门、归来、子宫。配以分理法，分理上腹季肋，沿期门、章门分理至腹股沟处。揉章门、带脉、五枢、维道、居髎穴，加揉三阴交、蠡沟。

（2）用一指禅推、按、点八髎、关元俞、小肠俞、白环俞。

【辨证加减】血瘀气滞型的下腹坠胀疼痛者，以小鱼际擦腰骶部，使热度透达小腹部即可；掌擦督脉，以热量透达任脉为止。腰骶酸痛较甚的病久顽固者，以足踩法重点踩环跳、居髎穴，再以足踩法踩八髎、小肠俞、大肠俞、关元俞，踩踏大小腿肚数次。

【按语】一指禅推拿治疗慢性盆腔炎，以小腹部为主治部位。手法刺激腹部的穴位及部位，直接或间接作用于盆腔炎症部位，改善局部血液循环，增强局部的抗病能力以除炎症。此外医者注重理气，脾胃中焦为气机升降之枢纽，脾胃功能如常，可使轻清之气上升、秽浊之气下降。运用分理法，分理上腹季肋，沿期门、章门分理至腹股沟处，使整个腹部气机调畅，各脏腑气血运行正常，冲任二脉经气足，则邪自去，胞宫得以濡养。

（六）《中国推拿治疗学》治疗盆腔炎技法

1. 湿热

【取穴】中脘、建里、水分、天枢、中极、水道、子宫、带脉、章门、脾俞、三焦俞、膀胱俞、气海、合谷、曲池、内关、外关、足三里、血海、阴陵泉、阳陵泉、行间、三阴交。

【手法】一指禅推法、㨰法、摩法、揉法、按法、拿法、点法、擦法等。

【操作步骤】

（1）患者仰卧位，医者坐于其右侧，先作顺时针方向摩腹，约3分钟；再用一指禅推法从中脘沿任脉向下到中极，往返操作，重点在中脘、建里、水分、气海、中极穴，约5分钟；再用掌揉天枢、水道、子宫穴，约3分钟；后用指按揉两侧带脉、章门、血海、足三里、三阴交穴，以酸胀为度，约 3 分钟；最后拿合谷、曲池、内关、外关、阴陵泉、阳陵泉，点太冲、行间穴，约 2 分钟。

（2）患者俯卧位，医者立于其一侧，施滚法于腰骶部，约 3 分钟，再按揉脾俞、三焦俞、膀胱俞，以酸胀为度，约 5 分钟，最后作腰部直擦法而结束。

2. 寒湿

【取穴】中脘、关元、中极、子宫、大赫、肾俞、命门、志室、八髎、关元俞、长强、足三里、三阴交、太溪、阴谷、太冲等。

【手法】一指禅推法、滚法、擦法、按法、揉法、拿法、摩法、颤法等。

【操作步骤】

（1）患者仰卧位，医者坐于其右侧，先用掌作顺时针方向摩腹，约 3 分钟；用一指禅推法从中脘沿任脉到中极穴，往返操作，重点在中脘、关元、中极穴，约 5 分钟；再用鱼际揉法于关元、子宫、大赫穴，约 5 分钟；然后施颤法于关元穴，以热透胞宫为度；最后拿揉足三里、三阴交、太冲、太溪、阴谷穴，以酸胀为度。

（2）患者俯卧位，在腰骶部施滚法，反复数次，约 2 分钟；按揉肾俞、命门、志室、关元俞、八髎、长强穴，约 5 分钟；最后横擦腰骶部、肾俞、命门、八髎诸穴，以热透胞宫为佳。

（七）《实用临床按摩手册》治疗盆腔炎技法

【取穴】气海、关元、血海、三阴交、肾俞、次髎、大肠俞等。

【手法】点按法、拿提法、擦法、掐点法、运摩法等。

【操作步骤】

（1）患者仰卧位，双膝屈曲，医者居其右侧，先进行常规腹部按摩数次，再点按气海、关元、血海、三阴交各0.5分钟，然后双手提拿小腹部数次。痛点部位多施手法。

（2）患者仰卧位，两腿伸直，医者先用拇指按揉大腿内侧数次，然后再提拿肌肉数次。

（3）患者俯卧位，医者以手掌在腰骶部常规按揉数次，再点按肾俞、次髎、大肠俞各0.5分钟；然后在腰骶部运摩3～5分钟。

（4）手足穴按摩术：掐点手掌侧面盆腔点、子宫点、背侧全息穴下腹点，手背八风穴，按揉手足反应区生殖区、卵巢区、输卵管、子宫、肝区、肾区。

【按语】推拿治疗盆腔炎时，可以促进炎症局部的血液、淋巴液循环而带走炎性物质。此外，医者配合手足按摩，刺激相应的穴位，如盆腔点、子宫点、下腹点、八风穴、手足反应区生殖区、卵巢区、输卵管、子宫、肝区、肾区，以促进相应脏器的功能恢复正常。

(八)《中医推拿学》治疗盆腔炎技法

【取穴】气海、关元、中极、水道、归来、子宫、带脉、三阴交、蠡沟、八髎、十七椎、关元俞、小肠俞等。

【手法】摩法、揉法、一指禅推法、㨰法、按法、点法等。

【操作步骤】

（1）腹部及下肢操作：患者俯卧位，医者先作顺时针方向摩腹，约3分钟；再用一指禅推法从气海沿任脉向下到中极，往返操作，重点在关元、中极，约 3 分钟；然后用掌揉法揉气海及两侧水道、归来、子宫，约 5 分钟；最后用指揉中极穴及两侧带脉、下肢两侧的三阴交、蠡沟。

（2）腰骶部操作：患者俯卧位，医者用㨰法在腰骶及骶部治疗，约 3 分钟，再用指按十七椎、关元俞、小肠俞及八髎穴。

【辨证加减】下腹坠胀疼痛较甚者，横擦腰骶部，以热量透达小腹为度，再直擦腰部督脉，以热量透达腹部任脉为度；双手同时斜擦小腹两侧，微感温热为度。白带较多者，加按揉两侧血海穴，直擦两小腿内侧，以透热为度。

【按语】本病病变部位在下腹部，故以关元、中极为主穴。冲脉起于关元，可益精血、养冲任；中极通于胞宫，为血中之气穴，施一指禅推法沿任脉向下从气海到中极可调畅胞脉，气行血畅而病自去。指揉足三阴交会穴三阴交及胃经经穴足三里，可益气养血、健脾利湿，调生化之源。研究证实，足三里穴有明显的消炎作用，与关元、中极共调下焦，为妇科要穴。子宫穴专治生殖系统疾病，掌揉子宫穴能活血通络、调节冲任、理气止痛；按揉血海以调气活血；揉、弹拨少腹部，在病变局部作用，可改善盆腔血液循环、促进炎症渗出物吸收、松解粘连等。腰为肾之府，推膀胱经、肾俞、腰阳关、腰骶，作用面积大，热力较集中，且渗透力强，可以疏通经络、激发经气、活血化瘀，有较好的培补经气的作用。

第五节　乳癖

一、概述

乳房内出现形状、大小、数量不一的硬结肿块，称为"乳癖"，又称"乳核"、"奶癖"等。乳癖之名始见于清朝高锦庭著的《疡科心得集》。

本病多与情志内伤、忧思恼怒有关。足阳明胃经过乳房，足厥阴肝经至乳下，足太阴脾经行乳外。若情志内伤，忧思恼怒，则肝脾郁结，气血逆乱，气不行津，津液凝聚成痰；复因肝木克土，致脾不能运湿、胃不能降浊，则痰浊内生；气滞痰浊阻于乳络，则为肿块疼痛。八脉隶于肝肾，冲脉隶于阳明，若肝郁化火，耗损肝肾之阴，则冲任失调。《圣济总录》云："冲任二经，上为乳汁，下为月水。"说明本病多与月经周期相关。本病的基本病机为气滞痰凝、冲任失调，病在胃、肝、脾三经。

本病为乳腺组织非炎症、非肿瘤的良性疾病，相当于西医学的乳腺囊性增生性疾病。其特点是单侧或双侧的乳房疼痛，并出现肿块，乳痛及肿块与月经周期和情绪变化密切相关。本病好发于25～45岁的中青年妇女，其发病率占乳房疾病的75%，是临床上最常见的乳房疾病。

二、诊断要点

（1）症状：乳房胀痛。

（2）妇科检查：乳房内出现形状、大小、数量不一的硬结肿块。

（3）辅助检查：B 超及钼靶检查有助诊断与鉴别诊断。

三、推拿技法

（一）《妇产科疾病针灸推拿治疗学》治疗乳癖技法

1. 处方一

【取穴】曲池、肩井、内关、风池、天宗、肾俞、脾俞、胃俞、丰隆、三阴交、足三里。

【手法】按法、揉法、擦法、点按法、按揉法、拿法等。

【操作步骤】

（1）患者坐位，医者先按、揉其风池，再沿颈椎两侧向下到大椎两侧，往返按揉 30 遍；然后拿肩井、风池，点按曲池、内关、天宗各 0.5 分钟。

（2）患者俯卧位，医者用拇指按揉法施于脾俞、胃俞，每穴 2 分钟，以酸胀为度；接着按揉丰隆、肾俞、三阴交，足三里各 0.5 分钟。

（3）横擦腰骶，以透热为度。

2. 处方二

【取穴】中脘、天枢、膻中、乳根、气海、肝俞、脾俞、蠡沟、阴陵泉、太冲等。

【手法】揉法、摩法、按揉法等。

【操作步骤】

（1）患者仰卧位，医者用揉、摩法施于乳房及周围的膻中、乳根，约 2 分钟；再按揉天枢、中脘、气海，每穴

2～3分钟；接着用顺时针揉摩法施于胃脘部及腹部各5分钟。

(2) 患者俯卧位，医者用拇指按揉法施于肝俞、脾俞，每穴2分钟；按揉小腿内侧胫骨后缘（足三阴经）5分钟，重点按压蠡沟、阴陵泉、太冲，每穴约1分钟。

【按语】西医认为乳腺增生病的发生多与内分泌失调有关。比较经典的病因学说认为本病多因雌激素与孕激素平衡失调所致，表现为黄体期孕激素分泌减少、雌激素分泌相对增多，致使乳腺组织长期受雌激素刺激而缺乏孕激素的节制与保护作用，从而使得乳腺导管和小叶在月经周期中增生过度而复旧不全，导致乳腺增生的形成。推拿能调节内分泌功能，从而改善人体激素水平的不平衡。治疗时处方一适宜于冲任失调型，从头到脚的选穴旨在调节脏腑气机从而使冲任失调恢复平衡；处方二则疏肝理气与局部操作并重，在促进局部气血运行的同时，选取肝经的相应穴位以疏肝解郁，通过调节内分泌而达到消癖散结的功效。

(二)《实用推拿治疗学》治疗乳癖技法

【取穴】乳根、膻中、中脘、天枢、气海、肝俞、脾俞、胃俞、风池、肩井、天宗、曲池、内关。

【手法】揉法、摩法、一指禅推法、按法、拿法等。

【操作步骤】

(1) 胸腹部操作：患者仰卧位，医者以揉、摩法施于乳房及周围的乳根、膻中穴，约2分钟；然后医者按揉中脘、天枢、气海穴，每穴2～3分钟；以顺时针方向揉摩胃脘部及腹部，分别为5分钟。

(2) 腰背部操作：患者俯卧位，医者用一指禅推法沿背部膀胱经第一、二侧线反复操作，然后按揉肝俞、脾俞、胃俞穴，每穴 2 分钟，以酸胀为度。

（3）肩颈及上肢部操作：患者坐位，医者先按揉风池，再沿颈椎两侧向下到大椎两侧，往返按揉 30 遍，然后拿风池、肩井，点按天宗、曲池、内关各 0.5 分钟。

【辨证加减】

（1）肝郁痰凝：按揉小腿内侧胫骨后缘（足三阴经）5 分钟，按压阴陵泉、蠡沟、太冲，每穴约 1 分钟。

（2）肝肾不足：按揉肾俞、丰隆、足三里、三阴交各 0.5 分钟，横擦腰骶，以透热为度。

【按语】中医治疗乳腺增生的方法很多，包括中药、针灸、推拿按摩、外敷及穴位敷贴、物理治疗等。推拿治疗乳癖，直接或间接作用于乳房，施揉、摩法于乳根、膻中等乳房局部腧穴，在于促进乳房局部的气血运行。中脘、天枢、气海则可加强胃肠蠕动，促进气血的运化生成；一指禅推及按揉背俞穴，调节相关脏腑，即调节肝、脾、胃的功能，使脏腑气机条达。通过调整机体内源性激素水平、免疫功能，改善血液流变性等，达到从组织病理上修复乳腺增生的目的。

（三）《中华腹部推拿术》治疗乳癖技法

【取穴】肩井、建里、梁门、中脘、膻中、三阴交、天枢、水分、章门、期门、丰隆、足三里、太冲、极泉、天泉、脾俞、胃俞、肝俞、三焦俞、肺俞、膏肓等。

【手法】擦法、揉法、推法、按法、摩法等。

【操作步骤】

（1）患者仰卧位，医者蘸少许润滑剂，先在腹部揉、摩、推按 5～8 分钟；然后揉按推擦建里、梁门、中脘、天枢、三阴交、水分、期门、章门各 1 分钟；沿双肋间隙，推运疏理 3 分钟，逆推膻中 1 分钟。

（2）医者掐揉太冲、行间 2 分钟，逆推足三里 3 分钟，揉按足三里、丰隆 3～5 分钟。

（3）患者坐位，医者在其肩背部施推、揉、按、滚法 1～2分钟，然后推、揉、按、擦脾俞、胃俞、肝俞、三焦俞各 1 分钟，擦肺俞、膏肓揉按肩井 2 分钟，上肢揉按数次，点按曲池 1 分钟，叩拨极泉、天泉数次，拿捏肩井穴。

【按语】本病与肝、脾、胃关系密切，因此治疗时按揉、推擦建里、梁门、中脘、天枢、水分五穴，能促进胃肠的功能，使脾胃经气血运行畅通。揉按期门、章门、膻中三穴，能调理气机升降，使人体之精气得升则升、得降则降，通过调理肝、脾、胃经的经气，以疏通乳房的经气。脾俞、胃俞、肝俞、三焦俞、肺俞、膏肓等背俞穴的选择，通过调理整个脏腑机能，增强人体正气，从而抵御外邪入侵。极泉、天泉分别为心经和心包经的穴位，属经脉所过主治所及，叩拨以上穴位，以宽胸理气、宁心安神。拿捏肩井穴以行气消癖。诸法同用，共奏疏肝健脾、调和气血、疏通乳络之功。

第六节　脏躁

一、概述

凡妇人精神忧郁，情志烦乱，哭笑无常，呵欠频作，称为"脏躁"。本病首见于《金匮要略》："妇人脏躁，喜悲伤欲哭，象如神灵所作，数欠伸，甘麦大枣汤主之。"

脏躁者，乃脏阴不足，有干燥躁动之象。本病的发生与患者体质因素有关，如素多抑郁，忧愁思虑，积久伤心，劳倦伤脾，心脾受伤，化源不足，脏阴更亏；或病后伤阴，或产后亡血，使精血内亏，五脏失于濡养，五志之火内动，上扰心神，以致本病。本病以情志异常为辨证依据，治疗以滋养心脾为原则。故虽有火而不宜清降、有痰而不宜温化，当以甘润滋养之法为主。

西医学的癔病可参考本病论治。

二、诊断要点

（1）症状：精神忧郁，情志烦乱，哭笑无常，呵欠频作。

（2）妇科检查：可无明显异常。

（3）辅助检查：血、尿常规检查及脑电图无异常。

三、推拿技法

《齐鲁推拿医术》治疗脏躁技法

1. 处方一

【取穴】人中、肝俞、间使、大陵、合谷、少冲、行间、涌泉、内关、外关等。

【操作步骤】

（1）掐人中，点肝俞、间使、大陵、合谷，掐少冲，施开关通窍法（见月经后期气郁型）及分肋推摩法、太极摩腹法（见月经先期气虚型）。

（2）掐行间，擦涌泉，揉内、外关。

2. 处方二

【取穴】兑端、内关、神门、劳宫、三阴交、太冲等。

【操作步骤】

（1）捏兑端，揉掐内关、神门、劳宫，施摩掌益脑法（见月经先期气虚型）。

（2）揉拿三阴交、太冲。

病情严重者，上二方可合一施术。

第七节　癥瘕

一、概述

妇女下腹有结块，伴有或痛、或胀、或满甚或出血者，称为"癥瘕"。癥与瘕，按其病变性质，临床表现有所不同。癥者，坚硬成块，固定不移，推揉不散，痛有定处，病属血分；瘕者，痞满无形，时聚时散，推之可移，痛无定处，病属气分。但就其临床所见，每有先因气聚，日久则血瘀成癥，因此不能把二者截然分开，故前人多以癥瘕并称。

癥瘕之名，首见于《黄帝内经·素问》："任脉为病，男子内结七疝，女子带下瘕聚。"以后历代医家都有所论述。

本病辨证应首先辨其善恶。癥瘕增长缓慢，无明显症状者，多为善证；若癥瘕迅速增大，并伴有疼痛、出血、白带异常、羸瘦、低热等症状者，多属恶证。其次根据包块的性质和兼见症状进行辨证。治疗以理气、祛瘀、利湿、除痰为大法，佐以散结消癥。同时还应根据患病之新久和患者体质的强弱，酌用攻补。一般而言，新病体质较强者，宜攻宜破；久病体质较弱者，在攻邪的同时，要兼顾正气，并需遵循"大积大聚，其可犯也，衰其大半而止"的原则，不可猛攻、峻伐，以免损伤元气。

癥瘕恶证一经确诊，必须及早治疗，必要时可采用手术及中西医结合治法。西医学的子宫或卵巢肿瘤可参考本病论治。

二、诊断要点

（1）症状：初起可无明显症状，或有白带增多、经量增多。病程迁延日久，可有下腹胀满疼痛，羸瘦潮热，或经水淋漓不断、五色带下伴有恶臭等。

（2）妇科检查：宫颈糜烂或有赘生物，易出血；宫颈外口溃烂，黄水淋漓或出血；子宫体增大，变硬，表面凹凸不平或变软；一侧或双侧穹隆可扪及囊性、实性或囊实性包块。

（3）辅助检查：宫颈刮片、阴道镜和宫颈管内膜病理检查对宫颈部位癥瘕的诊断有帮助。盆腔 B 超、宫腔镜、腹腔镜或 CT、MRI 等，对诊断子宫、输卵管、卵巢部位癌变有意义。

三、推拿技法

（一）《中华推拿奇术》治疗癥瘕技法

【取穴】气海、关元、中极、血海、三阴交、太冲、期门、章门、膈俞、肝俞、脾俞、三焦俞等。

【手法】推法、揉法、按法、摩法、一指禅推法等。

【操作步骤】

（1）患者仰卧位，医者位于患者左侧，施腹部掌按法于气海、关元、中极穴，每穴持续按压3分钟，使患者下腹部有温热感。

（2）施腹部掌团摩法于下腹部，反复摩动，操作3分钟。

（3）施拇指按、揉法或一指禅推法于期门、章门、血海、三阴交、太冲穴，每穴操作1分钟，得气为度。

（4）患者俯卧位，医者位于患者右侧，施拇指按、揉法或一指禅推法于膈俞、肝俞、脾俞、三焦俞穴，每穴操作1分钟，得气为度。

【按语】气海、关元、中极均为任脉的穴位，女子病多与冲任二脉有关，施掌按法于以上三穴，且使患者下腹部有温热感，能达到疏通任脉经气的作用。因病变在下腹部，用掌团摩法于下腹部，促进局部的血液循环，以活血化瘀、散结消癥。期门、肝俞、太冲三穴配伍，施拇指按、揉或一指禅推法于各穴，有补有泻，共同达到疏肝理气的作用。血海、膈俞能活血补血、化瘀生新。三阴交为三阴经交会穴，能疏肝健脾益肾，再配伍脾俞、背俞穴三焦俞及脏会章门穴，共同调理脏腑气机。

（二）《齐鲁推拿医术》治疗癥瘕技法

1. 气滞

【取穴】内关、承满、商曲、胃仓、肓门、行间、内庭等。

【操作步骤】

（1）掐内关，揉承满、商曲，点胃仓、肓门，施开胸点振法、拿腹提抖法（见月经后期气郁型），施分肋推抹法（见月经先期气虚型）、宽胸按揉法（见月经先期血热型）、按腹压揉法（见月经后期血寒型）。

（2）掐揉行间、内庭。

【按语】此型多表现为瘕聚不坚，时聚时散，上下无定处，或痛或胀，扪之可及，推之可散，精神抑郁，面色暗青，胁满嗳气，舌边红或有瘀点，苔薄，脉沉弦。治宜行气导滞。医者治疗时掐内关穴以宽胸理气；揉承满、商曲临床上多取其行气的作用；胃仓、肓门为膀胱经第二侧线的腧穴，可补脾益气，防止以上穴位泄气太过，且属于前后配穴，共同调理一身之气机；行间、内庭分别为肝经及胃经的荥穴，"井主心下满，荥主身热"、"泻井当泻荥"，掐揉二穴能行气导滞。

2. 血瘀

【取穴】下脘、气海、关元、四满、气穴、三阴交、行间等。

【操作步骤】

（1）按揉下脘、气海、关元、四满、气穴，施分肋推抹法、滚腹叩振法、推腹摩运法（见月经先期气虚型），施拿腹提抖法（见月经后期气郁型）。

（2）揉拿三阴交、掐揉行间。

3. 痰积

【取穴】彧中、灵墟、步廊、华盖、紫宫、玉堂、内关、天突等。

【操作步骤】点或中、灵墟、步廊、华盖、紫宫、玉堂，掐内关，掐揉天突，膊运腹部，施开胸点振法、拿腹提抖法（见月经后期气郁型），施宽胸按揉法（见月经先期血热型）、推腹摩运法（见月经先期气虚型）；按揉丰隆。

四、验案举隅

石学敏治疗癥瘕医案

王某，女，28岁，已婚，1959年3月28日初诊。主诉：腹部形成肿块4月余。病史：半年前怀孕而当时不自知，因骑车时跌倒而致堕胎，此后经期延长，行经腹痛，下腹形成肿块，伴下腹疼痛拒按，夜间痛甚，面色晦暗，曾往西医院就诊无效，遂来我科就诊。查体：子宫水平位，宫体无增大，质硬，表面欠光滑，活动度尚可。舌质暗，苔薄白，脉弦。

中医诊断：中医：癥瘕，气滞血瘀型。

西医诊断：盆腔炎。

辨证：患者因跌仆而堕胎，导致瘀血阻滞于胞宫，气因血停，血因气滞，气血停积小腹、阻滞经络而成肿块。瘀血内停为有形实邪，故出现小腹疼痛拒按。面色晦暗，舌质暗，脉弦为瘀血内停、气血瘀滞之象。

治则：行气活血，散结消癥。

取穴：气海、关元、中极、血海、三阴交、太冲、期门、章门、膈俞、肝俞、脾俞、三焦俞等。

手法：推法、揉法、按法、摩法等。

操作步骤：患者仰卧位，医者位于患者左侧，用腹部掌按法于气海、关元、中极穴，每穴按压 3 分钟。继用腹部掌团摩法于下腹部，摩动 3 分钟。用一指禅推法于期门、章门、血海、三阴交、太冲穴，每穴操作 1 分钟。用一指禅推法于膈俞、肝俞、脾俞、三焦俞穴，每穴操作 1 分钟手法毕，患者小腹疼痛减轻。

治疗经过：每日治疗 1 次，3 周后肿块变软，2 月后肿块消失，月经恢复正常。随访半年，未见病症复发。

按语：《景岳全书》云："瘀血留滞作癥，唯妇人有之，其证则或由经期，或由产后，凡内伤生冷，或外受风寒，或恚怒伤肝，气逆而血留，或忧思伤脾，气虚而血滞，或积劳积弱，气弱而不行，总由血动之时，余血未净，而一有所逆，则留滞日积而渐以成癥矣。"《医宗金鉴》对本病治法亦有论述："凡治诸癥积，宜先审身形之壮弱，病势之缓急而治之。如人虚，则气血衰弱，不任攻伐，病势虽盛，当先扶正气，而后治其病；若形证俱实，宜先攻其病也。"《黄帝内经》亦云："大积大聚，衰其大半而止，盖恐过于攻伐，伤其气血也。"本例患者为气滞血瘀之象，选穴配伍及选择手法中以行气、益气、活血为主。其中，掌按气海、关元、中极穴，一方面发挥激发人体正气的作用，另一方面手法作用于癥结所在部位，用掌按局部及继用腹部掌团摩法于下腹部，起到活血化瘀、通络行气的作用。期门为肝经的募穴，肝俞为肝经的背俞穴，此为俞募配穴法。太冲为肝经的输穴，疏肝理气的作用强，共同调节肝经经气，以达到肝气调达的作用。血海、三阴交、膈俞三穴均有活血化瘀之功，再选取脏会章门及背俞穴脾俞、三焦俞以补血益气。

参考文献

［1］俞大方，吴金榜．中医推拿学［M］．北京：人民卫生出版社，1985.

［2］孙承南．齐鲁推拿医术［M］．济南：山东科学技术出版社，1987.

［3］李茂林．实用按摩推拿大全［M］．北京：中医古籍出版社，1990.

［4］王广仁，臧福科，王月美．推拿治疗原发性痛经50例［J］．山东中医药杂志，1992，11（5）.

［5］谭齐能，蔡晓梅．实用推拿按摩术［M］．成都：四川辞书出版社，1993.

［6］丁季峰．推拿大成［M］．郑州：河南科学技术出版社，1994.

［7］李业甫．中国推拿治疗学［M］．上海：上海中医药大学出版社，1994.

［8］王之虹，严隽陶．中国推拿大成［M］．长春：长春出版社，1994.

［9］管政．推拿学［M］．北京：科学出版社，1995.

［10］王传贵，孙永平．基层中医临证必读大系按摩分册［M］．北京：中国科学技术出版社，1995.

［11］朱鼎成，顾宏平．推拿名家朱春霆学术经验集

［M］．上海：上海中医药大学出版社，1996.

［12］骆竞洪，骆仲达．内妇儿实用推拿疗法［M］．北京：人民体育出版社，1997.

［13］王平．中医绝活：推拿［M］．天津：天津科学技术出版社，1997.

［14］王文举，陈祖瑞．中华腹部推拿术［M］．天津：天津科技翻译出版公司，1997.

［15］薛传疆．现代推拿学［M］．北京：中国中医药出版社，1997.

［16］陈映辉，陈敏．实用临床按摩手册［M］．北京：中国中医药出版社，1998.

［17］冯善祥．实用推拿按摩技法［M］．北京：新时代出版社，1998.

［18］毛雪芬．推拿治疗妇女产后身痛 40 例临床观察［J］．按摩与导引，1998，03.

［19］邵铭熙．实用推拿学［M］．北京：人民军医出版社，1998.

［20］石学敏，陈志华，王世成等．中华推拿奇术［M］．天津：天津大学出版社，1998.

［21］黄吉庆．中医推拿学教学病案精选［M］．长沙：湖南科学技术出版社，2000.

［22］金宏柱，吴云川．家庭推拿按摩［M］．北京：金盾出版社，2000.

［23］王金涛．推拿治疗痛经 60 例体会［J］．现代中西医结合杂志，2000，9（6）.

［24］周信文．推拿治疗学［M］．上海：上海中医药

大学出版社，2000．

[25] 王维祥．实用推拿按摩 [M]．北京：金盾出版社，2001．

[26] 张安．实用推拿医术：张式双环式推拿法 [M]．济南：黄河出版社，2001．

[27] 周文新．针灸推拿治疗学 [M]．上海：上海科技出版社，2001．

[28] 金宏柱．中国推拿 [M]．上海：上海中医药大学出版社，2002．

[29] 张佰奇．按摩奇术 [M]．赤峰：内蒙古科学技术出版社，2002．

[30] 王华兰．推拿治疗原发性痛经 62 例 [J]．上海中医药杂志，2003，37 (4)．

[31] 吴绪平，张淑蓉．妇产科疾病针灸推拿治疗学 [M]．北京：中国中医药出版社，2003．

[32] 程志鹏．推拿治疗原发性痛经的临床观察 [J]．山东中医药大学学报，2004，9．

[33] 罗才贵．实用推拿治疗学 [M]．北京：人民卫生出版社，2004．

[34] 李春阳．推拿治疗经行泄泻 96 例 [J]．中国民间疗法，2005，13 (8)．

[35] 廖品东．杂症推拿 [M]．北京：科学技术文献出版社，2005．

[36] 王云凯，付均如．妙手推拿治百病 [M]．石家庄：河北科学技术出版社，2006．

［37］严金林. 中医名家学术经验集·倒悬推拿疗法
［M］. 北京：中医古籍出版社，2006.

［38］孙珂，赵绪芳，刘涛. 推拿治疗痛经的临床观察［J］. 中国社区医师，2007，17（9）.

［39］张琴明，房敏，叶勇，刘玉超. 推拿治疗原发性痛经临床疗效分析［J］. 中国社区医师，2007，17（9）.

［40］马燕香. 推拿点穴治疗痛经 400 例［J］. 按摩与导引，2008，24（11）.